Menschenkunde für Künstler

zugleich eine medizinische Propädeutik

Von

Dr. med. E. Brack

Prosektor des Hafenkrankenhauses
und Lehrer für plastische Anatomie an der staatlichen
Landeskunstschule in Hamburg

Mit 8 Tafeln und 7 Deckblättern

Friederichsen, de Gruyter & Co. m. b. H. / Hamburg 1929

Druck und Einband von J. J. Augustin in Glückstadt und Hamburg

Der Landeskunstschule in Hamburg gewidmet

Vorwort.

Vorliegende, in die Form einzelner Vorlesungen gefaßte Abhandlungen sind auf Grund meiner vierjährigen Tätigkeit als Lehrer der Staatlichen Kunstgewerbeschule in Hamburg entstanden, zu der ich nach annähernd zehnjährigerBeschäftigung mit der pathologischenAnatomie berufen wurde.

Die bisher vorliegende, nicht gerade sehr umfassende Literatur über das Wesen des Menschen, soweit es den Künstler interessieren muß, bewegt sich zumeist in zwei Gedankengängen, was auch die Bearbeitung des Stoffes durch zwei verschiedene Gruppen von Sachkundigen beweist; einmal waren es Künstler, die mit der Beschreibung der ihnen beruflich geläufigen, künstlerisch wichtigen Hilfsmitteln der Proportionslehre auch einen Abriß der Anatomie geben wollten, vor allem aber gedachten Normalanatomen dem Künstler durch Darstellungen vielleicht oft zu reichlicher Einzelheiten aus ihrem Fache, der normalen Anatomie, zu helfen.

Beide Auffassungen unseres Lehrzweiges sind sicherlich für den Künstler besonders bei gewisser Einschränkung des Stoffes, gut und ersprießlich, doch wird ihm in jenen Büchern nicht die Möglichkeit und Anregung geboten, sich in der Wirklichkeit umzusehen; der angehende Künstler soll ja nicht nur Idealanatomie und Normalformen kennen lernen, sondern an Hand des so unendlich reichlichen Stoffes m. E. vornehmlich über die große Mannigfalt, die das Leben bietet, orientiert werden; es gehören hierher also auch z. B. genauere Besprechungen der Erscheinungen der einzelnenLebensalter, solche der Organfunktionen, gewisser Krankheiten, ja sogar einige philosophische Betrachtungen.

Aus diesen Erwägungen heraus habe ich mir für meine Vorlesungen aus allen möglichen, nicht nur ausschließlich medizinischen Disziplinen eine — ich glaube — große Fülle von Tatsachen aus dem täglichen Leben zusammengestellt, von denen ein großer Teil in allen früheren Künstlerlehrbüchern fehlt; natürlich ist dabei weder die Anatomie und biologische Physiologie, noch das künstlerisch Wichtige und Mnemotechnische zu kurz gekommen, doch sollte alles das möglichst einfach und kurz abgetan sein.

Nun ist freilich der Wert praktischer Anschauung größer als der von Vorlesungen; dem Künstler sollte die gewohnheitsmäßige Beobachtung seiner Mitmenschen zur Lebensnotwendigkeit werden. Ich habe mich da einmal mit Aktkursen beholfen, die aber mit stündlich einem „Modell“ doch viel zu wenig bieten; deshalb bin ich auf die Idee verfallen, mir aus allen möglichen illustrierten Zeitschriften geeignete Bilder auszuschneiden, aufzukleben und während der Vorlesung epidiaskopisch zu projizieren; das Sammeln und Zusammenstellen von solchen Zeitschriftenbildern empfehle ich übrigens zum Privatgebrauche jedem Kunstjünger angelegentlichst. — Natürlich sind in den Vorlesungen wohl ebensoviel anatomische Atlasbilder (Spalteholz) gezeigt, doch haben erfahrungsgemäß die Schüler viel größeres Interesse an ersteren, zumal sie ja immer den mit Haut bedeckten Körper darstellen, und ihnen rein anatomische Bilder nur auf Umwegen nützen können. Auch wurde es mir, gleichzeitig mit meiner großen Freude über das rege, dem veränderten Stoffe geltende Interesse meiner Schüler, allmählich immer klarer, was der werdende Künstler vom Studium der „Anatomie“ erhofft, nämlich weniger Gelehrsamkeit, als Kenntnis des Alltäglichen; er will „Menschenkunde“ hören, und so bitte ich, auch diese meine Darlegungen aufzufassen: Nicht Proportionslehre und zeichnerische Regeln, nicht Anatomie, nicht biologische Physiologie, nicht vergleichende Darstellungen über den jugendlichen und alten Organismus, nicht gewisse Darlegungen über den kranken Menschen sind die Hauptsache, sondern alles, im Verein betrachtet, soll dem Künstler einen Begriff von der unendlichen Vielseitigkeit des wirklichen Menschen geben und soll ihn auf Grund erworbener, nun einmal notwendiger Vorkenntnisse auf diesen vielen Gebieten zur genaueren liebe- und verständnisvollen Beobachtung anregen und zwingen. Auf diese Weise, glaube ich, wird die Darstellungsfähigkeit und -freudigkeit wesentlich vermehrt.

Und so möchte ich die einzelnen Abschnitte unter Zuhilfenahme eines Atlasses (am besten Spalteholz) gründlich durchgearbeitet wissen mit dem Endzweck nicht der Erlangung einer umfassenden Kenntnis des gebotenen Stoffes, sondern der Gewinnung einer Übersicht. Vielleicht vermögen meine Darlegungen außerdem gelegentlich dem Darsteller in handlicher Weise einzelne, für ihn akute Fragen zu beantworten.

Es ist mir eine angenehme Pflicht, meinen Mitarbeiterinnen, Frl. Eleonore Brechelt und Frl. Martha Müller, für ihre gütige Unterstützung bei der stellenweise komplizierten Textlegung zu danken. Die Photographen, Frl. Hedwig Albrecht und mein lieber Bruder Hans Brack, stellten eine Zahl Portraitaufnahmen für dies Buch bereitwilligst zur Verfügung. Die übrigen Bilder wurden von Frl. Müller und mir aufgenommen.

In hochherziger Weise haben mir die Firmen Promonta (Herr Direktor Passek), Beiersdorf (Herr Dr. Jacobson) und Paul Martini G. m. b. H. (Herr Paul Martini) mit Geldmitteln geholfen.

Endlich gebührt mein Dank auch in sachlicher Beziehung dem Herrn Verlagsbuchhändler Conrad Behre, nicht zum wenigsten aber dem Verleger dieses Buches, Herrn Friederichsen, der meinen Wünschen immer bereitwilligst Gehör schenkte.

Weihnachten 1928. Erich Brack.

Inhaltsverzeichnis:

I. Die allgemeinen Größenverhältnisse des Menschen.

Wenn ein Anfänger der Darstellungskunst sich im Zeichnen des Menschen versucht, pflegt er meist das in aller Bescheidenheit und im kleinen Formate zu tun, bemerkt jedoch bald selbst, und noch mehr sein viele Anfänger beobachtender Lehrer, daß die erste Vorbedingung, die Kenntnis der natürlichen Größenverhältnisse, keineswegs gegeben ist. Der zu große Kopf, der zu lange Arm und die zu kurzen Beine sind allbekannte Grundfehler, denen man am besten zunächst durch eine gründliche Unterweisung und Erfassung der allgemeinen Proportionslehre zu Leibe gehen kann.

Freilich scheinen die Dinge zunächst reichlich kompliziert zu liegen, da zwischen Mann und Frau, zwischen Kind, Erwachsenen und Greis und schließlich von Mensch zu Mensch gewaltige Differenzen bestehen können, die nicht mit ein paar Worten zu erklären sind, geschweige denn leicht und gleich auf die Dauer dem Lernenden so zu sagen in Fleisch und Blut übergehen; und selbst, wenn Regeln gegeben und befolgt werden, ist durch mehr als reichliche, durch Wachstums- und Lebensart bedingte Ausnahmen eine Kompliziertheit der Maße gegeben, wie sie selbst den speziellsten Fachanatomen immer wieder in Erstaunen setzt; der erfahrene bildende Künstler kennt diese Verschiedenheit, jedoch weniger zahlen- als vielmehr gefühlsmäßig; einige früh erlernte, gern gebrauchte Gesetze pflegen ihn das ganze Leben zu begleiten; eine Besprechung derselben setze ich als grundlegend an die Spitze meiner Darstellungen. Ich tue das absichtlich, ohne auf historische Einzelheiten einzugehen und bringe hier in Kürze eine kritische Übersicht der gangbaren Regeln unter nochmaliger Betonung der Tatsache, daß keine derselben absolut bindend sein kann.

Der menschliche Körper ist ein dreidimensionales Gebilde; seine Form könnte somit im Ganzen und in Teilen nur mit raumförmigen, bekannten, möglichst einfachen Körpern, wie mit einer Kugel, einem Würfel, einer Walze, einer Pyramide usw. verglichen werden, was dem plastischen Bildner geläufig, wenn auch vielfach unbequem, was für die doch viel zahlreicheren Darsteller auf einer Ebene jedoch umständlich sein dürfte. Man hat sich also auf Regeln zu beschränken, die sich auf die ebene Fläche beziehen; bei ihrer Benutzung muß man sich jedoch immer bewußt sein, daß eine leichte Veränderung der jeweils für das Gesetz vorgeschriebenen Haltung auch grundlegende Änderungen der Maße mit sich bringt.

Das Quadrat, welches einen aufrechten, mit ausgebreiteten Armen dastehenden Menschen genau umschließen soll, mag uns, wie den Alten, einen ganz großen Anhaltspunkt bilden; genauer stimmt es weder bei den großen noch bei den kleinen Menschen, sondern höchstens für Durchschnittsgrößen. Mir erscheint die Anwendung dieses Quadrates insofern zu umständlich, als seine sämtlichen Eckpunkte außerhalb des beobachteten, darzustellenden Objektes liegen. Auch nimmt das Objekt eigentlich niemals die vorgeschriebene Stellung ein, so daß im Raume fast immer sehr komplizierte, unübersehbare Vielecke entstehen. Wohl viel ungezwungener ist meines Erachtens die Benutzung des Dreiecks zur leichteren Erfassung der Form, zumal es immer raumeben ist. Eine Tänzerin, ein Speer-, ein Diskuswerfer bieten durch gedachte Verbindungslinien ihrer extremen Punkte leicht übersehbare Dreiecksfiguren. Freilich ist dieses Hilfsmittel nur bei Darstellung nach der Natur anwendbar, nicht bei solcher aus dem Gedächtnis, es sei denn, daß man sich die Stellungen merkt, bei denen etwa gleichseitige Dreiecke durch Fuß- und Fingerspitzen gebildet werden.

Einfacher noch als diese zweidimensionalen Hilfsmittel erscheint das der Linie, welches vornehmlich über die einzelnen Körperlängen orientiert; um im Stande zu sein, frei aus dem Kopfe die richtigen Höhenverhältnisse zu wählen und zu beurteilen, kann der Künstler nicht ohne gewisse mathematische Kenntnisse auskommen. Freilich ist die berühmte, dem ästhetischen Gefühl so anmutig erscheinende Einteilung nach dem goldenen Schnitt für die Praxis des darstellenden Künstlers viel zu kompliziert; sie läßt ihn ja auch nur die Lage des Nabels und der Taille (des Gürtels) richtig finden. — Zu kompliziert ist ferner das Hilfsmittel der sogenannten Zehnteleinteilung, wobei als Zehntel eben der zehnte Teil der Gesamtkörperhöhe (in Zentimetern) gemeint ist, welches in seiner Einheit oder Mehrzahl für verschiedene Längen als charakteristisch gilt. — Unvergleichlich viel besser und bequemer ist die Kenntnis der Tatsache, daß sich bei einfacher Halbierung, Vierteilung und Einteilung in Achtel bezüglich der Längenverteilung am aufrechtstehenden Menschen gleichbleibende Verhältnisse ergeben; höchst wichtig ist die Tatsache, daß bei der Teilung durch zwei der Schnittpunkt an der Schamfuge, also dicht oberhalb der äußeren Geschlechtsorgane liegt; nicht bedeutungslos ist es auch, daß bei der Teilung durch vier der Schnitt No. 1 etwa die Höhe der vorderen Achselfalte und der Brustwarzen, der Schnitt No. 3 am unteren Pole der Kniescheibe, also unterhalb des Kniegelenkspaltes liegt; endlich ist es unerläßlich zu wissen, daß die Halbierung des oberen Viertels etwa die Kopfhöhe angibt, welche allerdings vielfach etwas kleiner angenommen werden muß; die Annahme der Kopfhöhe als ein Achtel der Gesamtlänge ist also ungenau und fehlerhaft.

Nun gelten aber alle beschriebenen Hilfsmittel nur für die Längenmaße des erwachsenen Durchschnittsmenschen; die Praxis der Menschenmessung (Anthropometrie) kennt jedoch mehr Ausnahmen als Fälle, in denen die Verhältnisse genau stimmen, von den Breiten- und Dickenunterschieden noch nicht einmal zu reden.

Die größten Abweichungen in der Körperlänge machen zunächst naturgemäß die extremen Lebensalter, für die ich die Anwendung besonderer Regeln empfehle: So wenig praktisch brauchbar für den Erwachsenen die Kopflängeneinteilung (1:8) ist, so bewährt erscheint sie für das Kind der verschiedenen Lebensalter; Del' Antonio, dessen Ausführungen einer sehr intensiven praktischen Erfahrung entstammen, gibt als Gesamthöhe

für den Neugeborenen .... 4 Kopflängen,
für den Zweijährigen .... 5 Kopflängen,
für den Sechsjährigen .... 6 Kopflängen,
für den Fünfzehnjährigen .... 7 Kopflängen,
für den Erwachsenen .... 8 Kopflängen an,

Tatsachen, die man nur bei besonders häufigem Gebrauche im Kopfe haben kann. Für die alten Leute kommen vielfach durch Verkürzung (Krümmung) ihrer Wirbelsäule Verschiebungen der geltenden Schemen vor; durch Verkürzung des Rumpfes erscheinen die Gliedmaßen und auch der Kopf unverhältnismäßig groß, Verhältnisse, wie sie bei Buckligen und sonstigen Wirbelsäulenkranken gleichfalls die Regel sind.

Unterschiede, wie sie das Geschlecht mit sich bringt, erstrecken sich einmal auf die Gesamtlänge, insofern als ja das Weib durchschnittlich kleiner ist als der Mann, dann aber vornehmlich auf die verschiedenen, durch Maßangaben nicht genauer festzulegenden Breiten- und Dickenverhältnisse an Brustkorb und Hüfte. Breite, Tiefe und Umfang sind hier die bedeutungsvollsten Werte. Als Regel ist zu merken, daß beim Manne die Brustmaße, bei der Frau die Beckenmaße bei weitem überwiegen, ein charakteristischer Befund, der sich durch das ganze Leben hindurch, übrigens schon von früher Kindheit an, feststellen läßt; an Idealfiguren findet man diese Tatsachen besonders ausgeprägt.

Mehr, als es nach diesen Ausführungen den Anschein haben mag, macht die Natur unendlich viele Ausnahmen von den bisher gegebenen Regeln, und zwar oft so extrem, daß man nur auf Umwegen am jeweiligen Individuum normale Proportionen zu erkennen vermag. Charakteristisch bleiben durch das ganze Leben hindurch zumeist nur die Maße des Skelettsystems, während die Weichteile, in ihrer Gesamtheit sowohl, wie in ihren einzelnen Teilen, den größten Variationen unterworfen sind; das liegt einmal an einer angeborenen Anlage, resp. Neigung zum Magerbleiben oder Dickwerden, ferner an der Art der Ernährung und der sonstigen Lebensgewohnheit: Allgemeine Fettsucht entsteht bei Leuten mit angeborener Anlage dazu; Magerkeit hat ähnliche Ursachen, Abmagerung kann ein Zeichen auszehrender Krankheiten oder Gewächse sein. Stärke des Leibes, die oft fälschlicherweise als Fettleibigkeit bezeichnet wird, ist vielfach durch chronische Erweiterung des Magendarmkanals und Vergrößerung seiner Anhangsdrüsen (Leber, Milz) bedingt. Größe des Kopfes ist oft ein Zeichen angeborener Größe des Schädelinhalts, die übrigens nicht mit den geistigen Fähigkeiten des Trägers in unbedingte Parallele zu setzen ist. Auffallende

Dicke der Gliedmaßen kann auf Ansammlungen von Wasser in und unter der Haut beruhen, entsteht aber vielfach auch durch Überbeanspruchung der Muskulatur, im Ganzen bei gewissen Sportarten, wie Schwimmen, Laufen, und Klettern, im Besonderen der Arme beim Boxen, der Beine etwa beim Fußballspiel. Das seien nur einige Beispiele, deren Einzelheiten später zu besprechen wären.

Scheinbare Ausnahmen entstehen bei sogenannter schlechter Haltung, wie sie bei Kindern so häufig durch englische Krankheit, bei Erwachsenen durch schlechte Erziehung und Mangel an ertüchtigender Ausbildung und Energie hervorgerufen werden; die Besprechung von Einzelheiten muß ich auch hier mir für spätere Gelegenheit vorbehalten.

Endlich wird das gegebene Schema verzerrt und seine Anwendung erschwert, ja fast unmöglich gemacht durch die Kompliziertheit von Bewegungen, die so oft obendrein von geistigen Eigenarten des betreffenden Objektes, insbesondere von seiner Posen- und Gefallsucht geleitet sind, die auch durch den jeweiligen Affekt beeinflußt und schließlich durch Kleidung und Maske verdeckt sein können. Man hat für diese Fälle zur Benutzung der Photographie als Grundlage der Darstellung geraten, was z. T. gut, vielfach aber wegen der durch die feste Lage des Photoobjektivs im Raume zu Verzeichnungen führenden Eigenschaften zu gröbsten Irrtümern und Fehlauffassungen Veranlassung geben kann.

Ich rate deshalb gewohnheitsmäßig dazu, sich nur die allereinfachsten, linearen Hilfsmittel gedanklich zu eigen zu machen und lieber das noch Fehlende durch ein genaues Studium der menschlich-normalen und teilweise auch der krankhaften Anatomie zu ergänzen. Erst durch spezielle Kenntnisse gewinnen die Einzelheiten an Interesse, so daß dann auch der Gesamtorganismus viel genauer beurteilt und dargestellt werden kann.

II. Die äußeren Bedeckungen des Menschen.

Mit diesem Abschnitte wird ein Kapitel angeschnitten, das, soweit ich in Erfahrung gebracht, niemals in anatomischen Künstlerkursen zur Besprechung gelangt — ganz mit Unrecht, da auf diesem Gebiete so manches Charakteristische zu finden ist, was nicht nur dem Maler und Photographen, sondern auch dem Plastiker nützlich sein wird. Die Haut und ihre Anhänge, die Haare und Nägel sind hier zu behandeln.

Dem Maler wird und muß vornehmlich eine Besprechung der verschiedenen Farbnüancen der Haut und deren Ursachen willkommen sein: Es ist hier nicht der Platz, über die Rassenfarben eingehender abzuhandeln; kurz erwähnt sei nur die braunschwarze bis tiefschwarze Färbung der Neger die gelbe Farbe der Mongolen, die rotbronzene der Indianer und die Mischfarbe der Mulatten. Ich gehe nur ein auf die bei uns vorkommenden Haut-

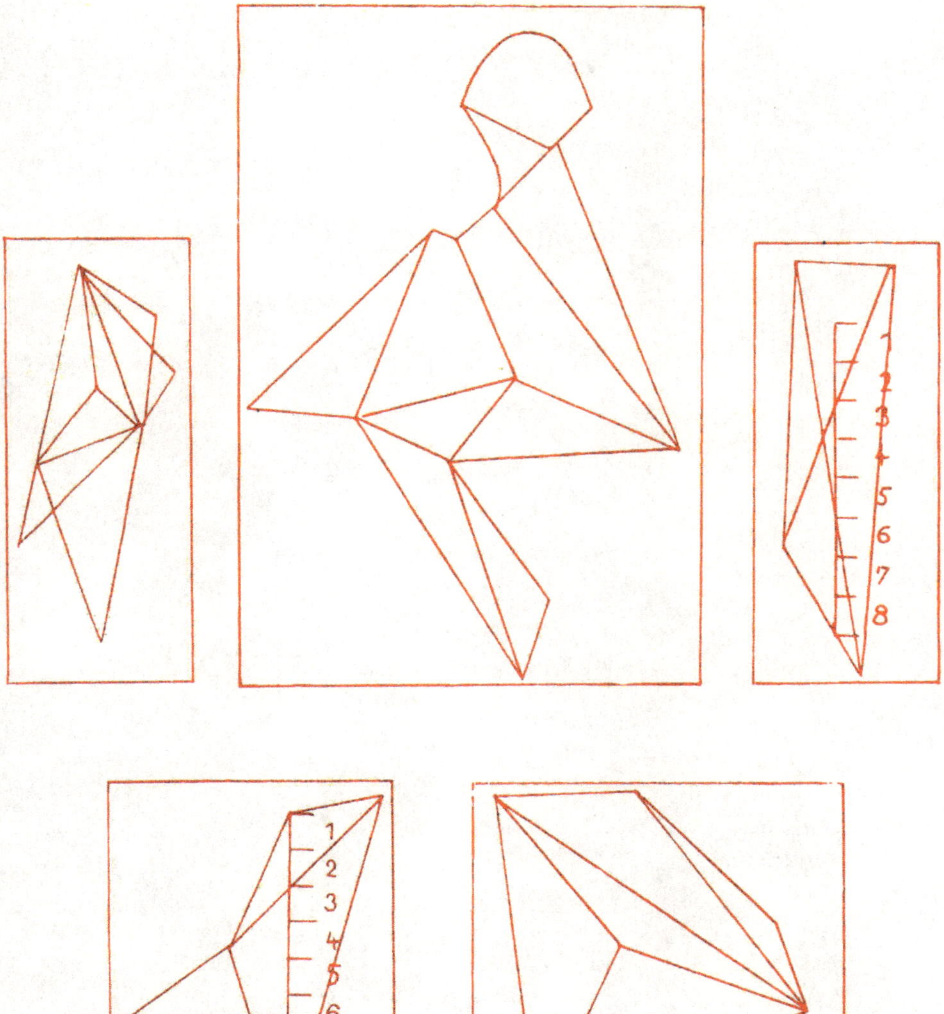

Hilfslinien und Maße zur Darstellung von Einzelfiguren und Gruppen.

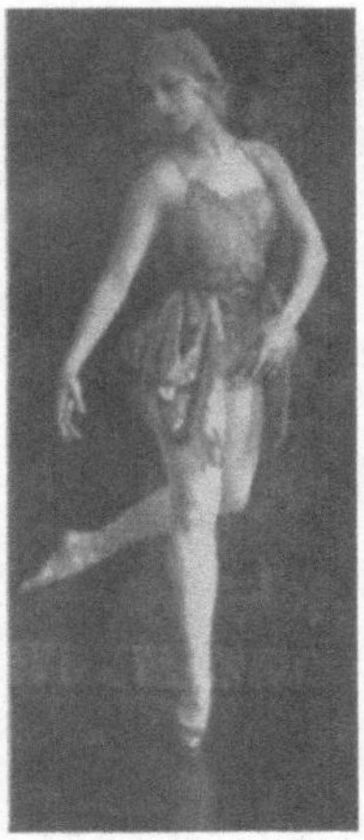

a

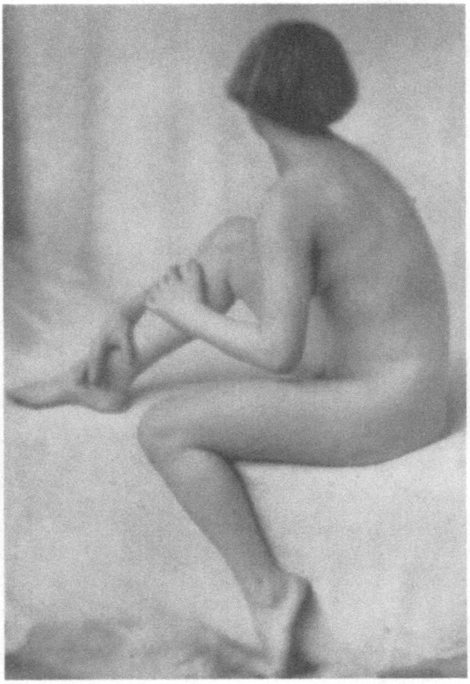

b

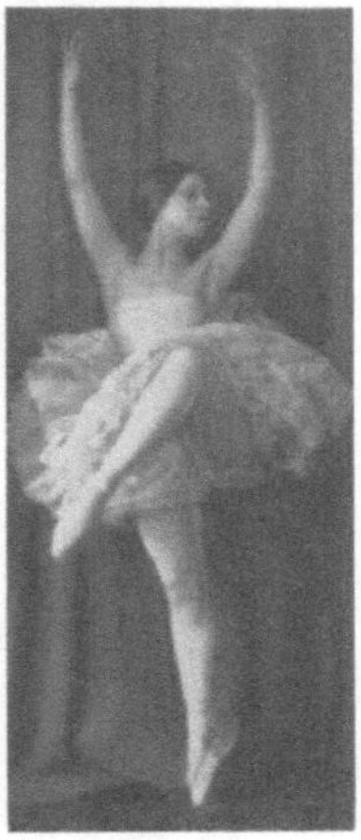

c

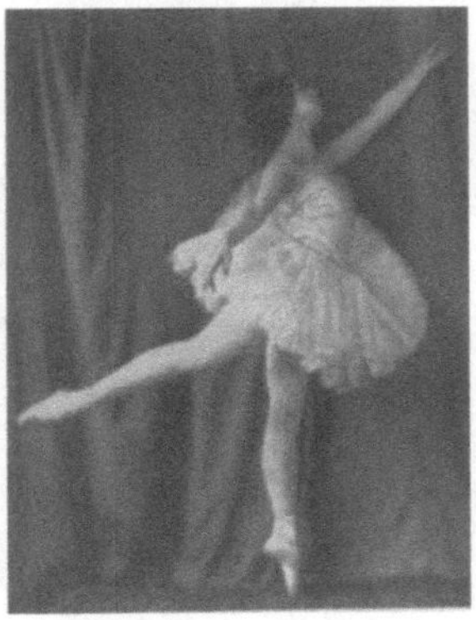

d

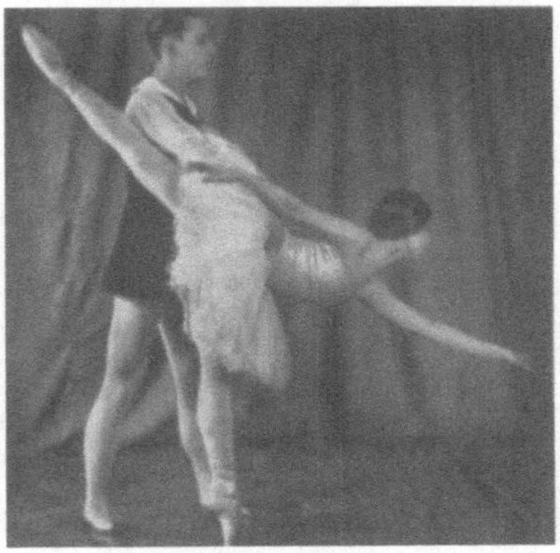

e

Zum Kapitel der Proportionen und der zeichnerischen Hülfsmittel zur Darstellung des ganzen Körpers.

(Aufnahmen a, c, d u. e von Hedwig Albrecht, Hamburg; Aufnahme b von Hans Brack, Hamburg.)

farbtönungen und möchte zunächst auf die vielfach so benannte, als normal angesehene fleischfarbene Tönung der Haut eingehen; hierbei sei betont, daß wir als Fleisch die tierische und menschliche Muskulatur bezeichnen, die ja viel dunklere, rote bis rotbräunliche Nüancen aufweist, die der normalen Haut fehlen. Im Bereiche des Normalen kommen nun bekanntermaßen große Verschiedenheiten vor; Kinderhaut und auch Frauenhaut ist meist heller und zarter getönt, als die des erwachsenen Mannes, bei dem ja die Bewahrung und Erreichung eines guten Teints Nebensache zu sein pflegt. Die Lebensweise, besonders das Sonnenlicht beeinflussen bekanntlich die Hautfarbe oft sehr erheblich; ich erinnere an den Sonnenbrand und an Schnee- oder Gletscherbrand, der sich, allerdings nur an die von Kleidung freien Körperstellen hält. Daß nicht selten die Hauttfarbe im Ganzen auffallend weiß werden kann, ist bekannt, nicht jedoch die Tatsache, daß dies mit leichten und schweren Bluterkrankungen zusammenhängen kann. Weißgrünlich erscheint die Haut der sogenannten Bleichsüchtigen, denen ein Teil Blutfarbstoff fehlt (es braucht sich hierbei nicht ausschließlich um weibliche Individuen zu handeln). Außer mehr oder weniger normaler Färbung kommen dann, viel häufiger als der Laie vermutet, durch zumeist chronische Erkrankungen Farbtypen vor, die man in der Öffentlichkeit täglich bei Vergleichen genugsam beobachten kann; der bläuliche, bis tiefblaurote Ton der Haut, mehr noch der Schleimhäute (Blausucht) ist ein unverkennbares Zeichen der Menschen mit Blutzirkulationsstörungen, welche ihre Ursachen einmal in krankhaften, angeborenen oder häufiger noch erworbenen Herzveränderungen haben, dann aber durch Stauungen des Blutes in größeren Organen, wie in den Lungen (Bucklige), in der Leber (Säufer) und in der Gebärmutter (Hochschwangere) bedingt sein können; ein gelblicher Farbton weist schon den Laien auf Erkrankungen der Leber und des Gallenapparates hin — diese Organe erzeugen, bezw. leiten die Galle, letztere geht bei Abflußbehinderung rückläufig in alle Organe, sichtbarlich in die Haut und übrigens auch bekanntermaßen in die Lederhäute der Augen; einen ausgesprochenen grauen Farbton haben die Leute mit chronischen Magendarmerkrankungen, besonders auch die übermäßigen chronischen Raucher und Leute mit alten Geschwüren im Zwölffingerdarm, ferner solche, die sich durch früher so beliebte jahrelange Fortsetzung medikamentösen Gebrauches von Silberlösungen in ihrer gesamten Haut eine sich auch auf die inneren Organe erstreckende, feinstkörnige Verteilung metallischen Silbers beigebracht haben; endlich kommt es bei hochgradig Zuckerkranken, sowie bei der nicht gerade häufigen Zerstörung der Nebennieren zur bronzebraunen Hauttönung, die dem Kundigen unverkennbar ist.

Außer der Tönung der gesamten Haut kommen dann bekanntlich in umschriebenen Bezirken andersartige Färbungen vor; bekannt ist die natürliche, mehr oder weniger ausgesprochene Rötung der Wangen, die bei Scham und Ärger, unter thermischen Einflüssen, sowie bei gewissen Erkrankungen

(Fieber, Tuberkulose) hochgradig und abgezirkelt auftreten kann (hektische Röte). Daß bei Entzündungen der Haut dieselbe ebenfalls hochrote Farbe anzunehmen pflegt, ist ebenso bekannt. Auch das umschriebene Blaßwerden der Haut, wie z. B. bei Schreck, Schmerz und Angst im Gesicht, bei Erfrierungen an allen Stellen der gesamten Körperoberfläche, soll der Vollständigkeit halber nicht unerwähnt bleiben.

Mehr noch als die Farbtönungen dürfte das Interesse aller schaffenden Künstler folgenden Einzelheiten der menschlichen Haut gebühren: Allgemein muß vorausgeschickt werden, daß dieHautdicke sehr verschiedenartig am Körper ist; während z. B. an den Handflächen und besonders Fußsohlen durch starke Verhornung der oberflächlichsten Schichten (Epidermis) die Haut bis ein Zentimeter dick werden kann, ist die Gesichts- und besonders die Nasenhaut sehr zart; auch Alter und Geschlecht spielen hierbei eine große Rolle. Nicht unwichtig ist es ferner zu wissen, daß die Verschieblichkeit der Haut an den einzelnen Regionen sehr wechselt, einmal durch das sehr verschieden dicke Unterhautgewebe, welches vielfach von mehr oder weniger viel Fettgewebe durchsetzt ist, dann aber durch deren Fixierung auf der Unterlage, d. h. es gibt ganz lockere Haut ohne Verwachsung mit der Unterlage, dann wieder sehr fest mit Knochen oder Knorpel verbundene Haut, wie an den Ohren und über den Schienbeinen; ist solcher Verwachsungsbezirk klein, so gibt er zur Grübchenbildung an der Oberfläche, z. B. an der Außenseite des Ellenbogengelenks, Veranlassung.

Dies gibt mir Gelegenheit, über Faltenbildung der Haut einige Bemerkungen zu machen, also über Dinge zu sprechen, die naturgemäß für den Künstler äußerst wesentlich sind: Als tiefste Falten des Körpers bekannt ist die sich nach unten verschmälernde und vertiefende mit der Afteröffnung endigende, in der Körperlängsrichtung verlaufende Einkerbung über dem Gesäß, die sich nach oben hin stark verflacht und verbreitert; desgleichen bekannt sind die Gesäßquerfalten, welche bei schlaffgepolsterten Menschen besonders stark hervortreten. Weniger ausgesprochen sind die sogenannten Achsel- und Kniekehlenfalten, welche eigentlich nur als durch Muskelwülste bedingte Hauterhebungen anzusprechen sind. Sehr ausgeprägt ist im Gesicht die sogenannte Nasolabialfalte, eine von den Nasenflügeln aus seitlich bogenförmig zum Mundwinkel herabziehende, beim Lachen besonders ausgeprägte Hauteinkerbung, deren wechselnde Tiefe mit der mimischen Tätigkeit stark zusammenhängt. Eine sehr eigenartige, an Narbengewebe stark erinnernde Falte ist der Nabel, dessen Konfiguration wesentlich von der Dicke des Bauchdeckenfettes abhängig ist, indem viel herumliegendes Fettgewebe den Nabel besonders tiefliegend erscheinen läßt. — Tiefe Falten entstehen ferner bekanntlich bei sehr fettgewebsreichen Leuten, z. B. unter sehr voluminösen und starkherabhängenden Brüsten, am Leibe (oberhalb der Schambeine verlaufend), bei Hängebauch, im Nacken beim sogenannten Stiernacken, an den Beinen, besonders der Oberschenkel der dicken Kinder und ähnliche Falten mehr.

Außer den großen Hautfalten sind dann noch viele feine Hautfalten vorhanden, so an den kleinen Gelenken der Finger und Zehen, an den Handflächen und Fußsohlen (an ersteren als Handlinien); es entstehen bei der Mimik und im Alter die sogenannten Runzeln, besonders an der Stirn, den Augen und Mundwinkeln und auch an Händen und Füßen. Die sogenannte Gänsehaut (s. u.), die ja nur zeitweise auftritt, hat nichts mit diesen Dingen zu tun.

Feinste Hautfalten bestehen noch außerdem an der Innenseite der Hände und Finger; kriminalistisch bekannt ist ja vor allem die zu Fingerabdrücken vielfach benutzte und individuell durchaus verschiedenartige Fingerspitzenzeichnung. Eine ganz feine Zeichnung ist schließlich an der gesamten Hautoberfläche zu erkennen; sie richtet sich vielfach in ihrer Streifenform nach der Art der Hautbewegungen über Gelenken, ist aber auch sonst als Netzbezeichnung bei genauem Zusehen leicht auffindbar.

Bei dieser allgemeinen Besprechung der Hautverhältnisse des Menschen wären endlich dann noch einige örtlich beschränkte Eigentümlichkeiten zu erwähnen, die dem Künstler gelegentlich begegnen werden: Ein Wort zunächst über die Narben! Normalerweise kommen narbenähnliche Erscheinungen bekanntlich in großer Zahl und Reichlichkeit durch starke Hautdehnung zustande, so bei Schwangeren und nach der Geburt in der Unterbauchgegend, sowie bei ehemals stark fettleibigen am Bauche und an der Außenseite der Oberschenkel; zurückzuführen ist ihre Entstehung auf Überdehnung und Zerreißung der elastischen Hautfasern. Echte Hautnarben, häufig von enormer Ausdehnung, sind oft die Folgen von Verbrennungen, seltener von abgeheilten Verletzungen oder Entzündungen der Haut, z. B. bei und nach Lupus, jener bekannten, vielfach das Gesicht entstellenden tuberkulösen Hautkrankheit; Narben entstehen dann natürlich nach Operationen, besonders große am Bauche nach Leiboperationen, die Haut wird an den narbigen Stellen nicht selten sehr dünn, ebenso die darunter liegende seinerzeit durchschnittene Muskulatur, so daß die Darmschlingen unter Vortreibung der verdünnten Haut sich bei Hustenstößen und später dauernd als Brüche vordrängen. — Eine weitere Bemerkung gelte dann den sogenannten Mälern, die als Muttermäler angeboren, aber auch erworben vorkommen; wir kennen braune bis schwarze, also mehr oder weniger pigmentierte Mäler, ihrer Farbe entsprechend, unter dem Namen der Leberflecke, im Gesicht als Schönheitsflecke bekannt, von meist nicht über Fünfmarkstück-Größe, und Bohnen-Größe nicht überschreitend; ein kleiner Teil derselben ist mit oft sehr langen, starren Haaren besetzt; dann gibt es auch Mäler von hell- bis tiefroter Farbe, welche durch ihre besonders stark geschlängelten oder auch erweiterten Blutgefäße bedingt sind; diese oft von enormer Größe, nicht selten eine ganze Gesichtshälfte betreffend. Selten sind fast farblose Mäler, die durch Erweiterung der Lymphbahnen bedingt sind und sich durch ihre rankenartige Niveaudifferenz gegenüber der Haut auszeichnen; diese Dinge kommen angeboren bei lebensschwachen Kindern vor. — Ähnlich den Mälern, aber mehr entzündlich aussehende, vielfach mit warzigen Erhebungen bedeckte, umschriebene Hautveränderungen sind die Hautkrebse; sie befallen gar nicht selten das Gesicht, besonders Schläfen, und Lider der alten Leute, deren Haut an den genannten Stellen besonders trocken, schuppig und ekzematös zu sein pflegt. Ebenso als Geschwülste sind knopfartige Hautbürzel aufzufassen, Gebilde von geweblich verschiedenartigem Bau, die der Laie zusammenfassend als Warzen bezeichnet, die oberflächlich glatt, aber auch sehr stark gerunzelt zur häufigen Beobachtung im alltäglichen Leben gelangen. Häufig sind ferner am behaarten Kopfe die sogenannten Grützbeutel, welche bis apfelgroß, bei älteren Leuten sehr häufig sind, und übrigens ihren Namen dem breiigen, weißen Inhalt verdanken.

Um weitere Eigenschaften der Haut dem Verständnis nahezubringen, ist eine kurze Besprechung des mikroskopischen Aufbaus der Haut und des Unterhautgewebes notwendig: Diese beiden Teile der Bedeckung des Körpers sind miteinander durch mehr oder weniger lockere Bindegewebsfasern verbunden, so daß stellenweise eine sehr geringe, andernorts eine größere Verschieblichkeit zwischen beiden besteht. Die Haut besteht im wesentlichen aus zwei Teilen, einem oberflächlich liegenden, aus Zellen bestehenden Abschnitt (Epidermis) und einem tieferen, aus Fasergeflechten zusammengesetzten Teil; daß bei dieser Anordnung die obere Schicht schützenden, die untere zusammenhaltenden Charakter hat, liegt klar auf der Hand; hält man diese Anordnung fest, so ist der Grundgedanke der Hautanatomie erfaßt; um diesen gruppieren sich dann leicht die Einzelheiten. — Die Epidermis ist an der Oberfläche verhornt, was sie von dem Bau einer Schleimhaut unterscheidet; man sieht also an den Haut-Schleimhaut-Grenzen, etwa an den Lippen, im Naseneingang, an den Geschlechtsöffnungen und am Darmausgang mikroskopisch den Übergang von verhornter in unverhornte, zellige Oberflächenschicht. Stellen stärkerer Verhornung der Oberfläche und übrigens gleichzeitig stärkerer Faltenbildung sind bekanntlich Fußsohlen und Handteller. Viel hochgradiger ist dagegen die Hornbildung jener Gebilde, welche wir unter dem Namen der Nägel an Fingern und Zehen kennen; die chemische Beschaffenheit der Nägel ähnelt sehr jener der Kuhhörner, oder Pferdehufe (Einzelheiten s. u.). — Die tieferliegende Schicht der Haut besteht im wesentlichen aus Bindegewebe, welches in festen Faserzügen das Ganze in bestimmter Lage zusammenhält und nur geringe Bewegung der Elemente untereinander zuläßt; sie ist, besonders in den oberflächlichen Schichten, von sogenannten elastischen Fasern stark durchsetzt, welche, wie der Name sagt, gewisse „gezügelte“ Dehnbarkeit der Gewebe gestatten (diese elastischen Fasern sind es auch, die bei den „Schwangerschaftsnarben“ in Verlust geraten). — Das Unterhautgewebe ist ein feineres Netz von bindegewebigen Fasern, in dessen Maschen mehr oder weniger reichliches traubig-wabiges Fettgewebe liegt; es dient der Körperoberfläche als Polster, dem ganzen Organismus als Wärmeschutz und Nährstoffdepot, aus welchem beim Nahrungsmangel bekanntlich „abgebaut" wird. In dieser Schicht liegen die großen, oberflächlichen Hautarterien und Hautvenen, die man, besonders im Füllungszustand, durch die oberflächlichen Schichten durchschimmern oder vortreten sieht und auch durchfühlen kann; hierher gehören die großen Venen an Hand- und Fuß-Rücken, die bei arbeitenden Männern besonders groß werden, ferner die sogenannten Krampfadern, besonders der Frauen, welche mehrfach geboren haben, die sogenannten hämorrhoidalen Knoten der Menschen mit „sitzender Lebensweise"; genannt seien hier auch die Arterien, die bei „Verkalkung", etwa an den Schläfen der alten Leute, in starker Schlängelung und pulsierend so häufig zu sehen sind; ferner die Pulse an der Daumenseite des Vorderarms oberhalb des Handgelenkes, am Fußrücken, an beiden Halsseiten, usw.

Hält man diese Darlegungen der Hautanatomie fest, so wird man das nun Folgende leicht verstehen können: Natürlich muß die Haut, wie alle Organe des Körpers, mit Blut versorgt werden; das besorgt ein außerordentlich verzweigtes, bis unter die oberflächlichsten Zellschichten reichendes Blutgefäßnetzsystem; die Haut hat ferner ein sehr fein zergliedertes Lymphsystem, durch welches ein giftiger Gewebssaft zur Reinigung den sogenannten Lymphknoten zugeführt wird; sie hat drittens zwei verschiedenartige Nervensysteme, die Schmerz- und Gefühlsvermittlung besorgen — Einzelheiten sind Nebensache für den Künstler. Notwendig erscheint mir weiter eine gewisse Kenntnis der normalen Hautanhänge, unter welchem Namen wir Schweißdrüsen, Haare mit ihren Balgdrüsen und Hautmuskulatur zusammenfassen. Schweißdrüsen mit tiefliegendem Drüsenkörper und feinem Ausführungsgang bis an die Oberfläche sind an allen Körperstellen, allerdings in sehr verschiedener Menge, verteilt; besonders reichlich (und hier ausnahmsweise verzweigt) sind sie am Damm und in der Achselhöhlengegend zu finden, doch auch die Gesichtshaut und die zwischen den Schenkeln, an Handtellern und Fußsohlen und in der Lendengegend ist reichlich damit durchsetzt, während die übrige Haut weniger Schweißdrüsen enthält; entsprechend ist auch die Menge der Schweißabsonderung verschieden, doch überall so, daß ein gewisser Feuchtigkeitsgrad und damit ein gewisser Hautglanz vorhanden ist; man kann nur mit den stark hydrophilen Pudersorten beides mildern und aufheben, doch bekommt damit die Haut ein schlaffes, mattduffes Aussehen, so daß keine Hautlichtreflexe entstehen können, die der Körperfläche eine sehr belebende Note geben. — Die menschliche Behaarung richtet sich in ihrer Beschaffenheit bekanntlich stark nach dem Alter und dem Geschlecht des Trägers: Das neugeborene Kind hat ein sehr feines, meist kurzes Körperhaar (Lanugo), bei etwas längerem, feinfädigen Kopfhaar; mit zunehmendem Alter wird das einzelne Haar dann dicker, die Zahl der Haare reichlicher, es wechselt nicht selten seine Farbe, dunkelt meist nach, doch kommt es auch vor, daß das dunkle Haar des Neugeborenen sehr bald blond nachwächst. Achsel- und Schambehaarung entwickelt sich erst gegen die Mitte des zweiten Jahrzehnts, fehlt übrigens nicht selten bei Idioten und geschlechtlich Mißgebildeten. Das Haar des Erwachsenen ist beim weiblichen Geschlecht zwar dichter, aber feinfädiger als beim Manne; über die verschiedene Länge und Eigenschaften des Kopfhaares beim Mann und der Frau braucht wohl an dieser Stelle nichts gesagt werden; erwähnt sei bezüglich des Schamhaares, daß beim Manne die Grenze zipfelartig in der Mittellinie gegen den Nabel zu heraufreicht, während bei der Frau die Haargrenze parallel und etwa einhalb Handbreit oberhalb der Schambeine, also vornehmlich horizontal verläuft. Die natürliche Haarfarbe geht mit zunehmendem Alter bekanntlich verloren, das Haar wird weiß; das geschieht in sehr verschiedenen Lebensaltern, nicht selten auch fleckweise; Haar im Übergangsstadium bezeichnet man als meliert. Bezüglich der Haarfarbe sei hier noch erwähnt, daß Krebskranke sehr lange ihr Haarpigment zu behalten pflegen, also nicht früh greis werden, daß Tuberkulöse oft sehr dünnes, dazu hellblondes bis fuchsiges Haar (und reichlich „Sommersprossen“ im Gesicht) aufweisen, daß der Nikotinabusus greises Haar, besonders natürlich um den Mund herum, gelb färbt (bei gleichzeitiger Schwarzfärbung der Zähne). Haarausfall kommt nach Infektionskrankheiten, besonders Typhus, und stellenweise als Folge von Hauterkrankungen vor; normal ist bekanntlich der Haarausfall auf dem Kopfe zu sehr verschiedenen Zeiten des Greisenalters und wird ja als Glatze bezeichnet; hierbei ist es merkwürdig, daß das seitliche Kopfhaar oft besonders lang bleibt, so daß es vielfach zur Bedeckung der Glatze benutzt wird; die Ursache der Glatzenbildung dürfte auf einen allgemeinen Hautschwund zurückzuführen sein, bei dem natürlich die Höhe des Kopfes am meisten unter dem Zuge der sich verkleinernden Bedeckung leidet. Die mikroskopische Anatomie des einzelnen, tief im Unterhautgewebe mittels der „Haarwurzel“ verankerten Haares hier eingehender zu berücksichtigen, würde zu weit führen. Dagegen müssen kurz die Haarbalgdrüsen erwähnt werden: Es sind dies zumeist gleichfalls im Unterhautgewebe und neben dem Haarschaft gelegene Drüsen, die eine mehr ölig-fettige Flüssigkeit absondern, die zur natürlichen Einfettung des Haares dient; diese Sekretion wird, wie auch diejenige der Schweißdrüsen, im Alter sehr gering, so daß mit dem Sprödewerden der Haut auch eine sehr große Trockenheit des Haares verbunden sein kann. — Endlich noch ein Wort über die Hautmuskulatur: Sie liegt im Unterhautgewebe und ist nur an kleinen Bezirken des Körpers reichlicher, so in der Nähe der Brustwarzen und vor allem am Hodensack, was daran erkannt wird, daß hier thermische Einflüsse stark ansprechen, auf Kälte reagiert die Haut an diesen Stellen mit Zusammenziehung, auf Wärme mit Ausdehnung. Eine besondere, übrigens ganz ähnlich reagierende Muskulatur hat außerdem jedes Haar; einige zierliche Muskelfasern vermögen jedes Haar einzeln aufzurichten, wodurch der Vorgang der sogenannten „Gänsehaut“ ensteht.

Der vorstehende Abschnitt, dessen Einzelheiten wohl überall leicht verständlich und vielfach auch dem Laien schon bekannt sind, dürfte dem

Künstler einen Überblick der Zusammenhänge geben, ihm aber bei Gelegenheit auch in Kürze Wissenswertes und Brauchbares ins Gedächtnis zurückrufen, was ihm in anderen, ähnlichen Künstlerlehrbüchern wohl kaum geboten wird.

III. Allgemeine Übersicht über den geweblichen Bau des übrigen Körpers.

Weniger, als aus den beiden vorstehenden Kapiteln, wird der Künstler aus dem kommenden einen großen praktischen Nutzen für sich auf den ersten Blick einsehen können, doch wird er erst nach Durcharbeitung der hier nur im kurzen Abriß gegebenen Gebiete imstande sein, den anatomischen Darlegungen, wie sie später zum Verständnisse des Aufbaus des Körpers notwendig sein werden, erschöpfend zu folgen, eine vielseitige Erfahrung, der bisher nur phantastische, naturfeindliche Künstler widersprochen haben.

Gewiß würde es in diesem Rahmen zu weit führen, wollte man dem Laien die überaus großen Unterschiede der so verschiedenartigen, mehr oder weniger hochdifferenzierten und damit auf einen Einzelzweck eingestellten Zellen vor Augen führen, doch dürfte es nicht schaden zu betonen, daß eben der Organismus aus Zellen zusammengesetzt ist, deren jede ein winziges Schleimklümpchen mit einem Kern enthält; die äußere Form der Zellen unterliegt höchst verschiedenen Umbildungsmöglichkeiten, so daß sich die allerverschiedensten Gewebsarten und Systeme durch Zusammentreten der veränderten, umgebildeten (differenzierten) Zellen bilden; so kennen wir als Stützgewebe das Bindegewebe, das Knochen- und Knorpelgewebe, sowie das Muskel-, Sehnen- und Sehnenscheidegewebe, so kennen wir ferner als vermittelnde Leitungssysteme den im Körper so kompliziert verteilten Blut- und Lymphkreislauf und das ebenso kompliziert verlaufende und gleichzeitig so verschiedenartig gebaute Nervensystem, so kennen wir endlich das Ernährungssystem im weitesten Sinne gefaßt, welches alles in Gang hält. Letzteres soll aus praktischen Gründen erst später einer eingehenderen Besprechung unterworfen werden, zumal es für den Künstler die geringste Bedeutung hat, hier sei nur über die Stützsysteme und die Leistungssysteme Allgemeines vorausgeschickt, damit in den speziellen Teilen Wiederholungen vermieden werden; gerade bei der für Künstler besonders wichtigen Kopf- und Extremitätenlehre treten ja auch diese beiden Systeme in besonders innige Beziehungen.

Das Stütz- und damit formgebende Gewebe überwiegt an Menge und Gewicht im menschlichen Körper bei weitem alles übrige.

Unter seinen verschiedenen Arten am reichlichsten ist das einfache Bindegewebe, welches im Körper überall in feinen und groben Lagen und Zügen verteilt ist, alle Gewebe zusammenhält, die verschiedenen Organsysteme miteinander verbindet und voneinander trennt, vielfach in seiner Funktion unterstützt von sogenannten elastischen Fasern, einer Abart der gewöhnlichen Bindegewebsfasern, welche, wie der Name sagt, dem Gewebe außer seiner Zugfestigkeit auch elastische Eigenschaften geben. Die Verteilung dieser Elemente ist nur durch mikroskopische Methoden zumeist genauer erkennbar, präparierbar jedoch in Form der Faszien, welche sich blattartig, z. B. zwischen Muskel und Haut, gewissermaßen als trennende Scheidewand einschieben; Bindegewebsfasern umschließen Muskel und Nervenfasern einzeln, sowie Bündel derselben, ferner die Blutgefäße, die einzelnen Organe, kurzum, es ist überall anzutreffen.

Das Knochensystem, ein umgewandeltes und mit Kalksalzen imprägniertes Bindegewebe, ist in seinen kompakt-massiven Eigenschaften dem Laien hinreichend bekannt. Der Form nach werden die Plattenknochen (z. B. die des Schädels, Teile des Beckens und die Schulterblätter) und die Röhrenknochen, deren größter der Oberschenkelknochen ist, unterschieden. Übergänge zwischen beiden Knochensorten sind häufig, man sehe sich z. B. eine Rippe in ihrer platten- und doch röhrenartigen Form an. Alle Knochen haben bekanntlich im Inneren Hohlräume, die von feinen, architektonisch schön aufgebauten Knochenbälkchen netzartig durchzogen sind, zwischen denen dann das zur Blutbereitung dienende Knochenmark liegt; alle Knochen werden äußerlich von „Beinhaut" überzogen, d. h. von einer bindegewebigen Haut, die den ständigen Aufbau neuer Knochensubstanz, stellenweise auch den Abbau verbrauchter Substanz besorgt, sowie den Knochen schützt. — Liegen zwei Knochen im Skelettsystem aneinander, so kommen Gelenke zustande; man unterscheidet falsche und echte Gelenke; die ersteren, auch Synarthrosen genannt, zeigen bindegewebige Verwachsungen der Knochenenden miteinander, z. B. die Verbindung des Kreuzbeines mit dem Darmbein, oder es liegen zwischen den Knochenenden Knorpelstücke, so z. B. zwischen Brustbein und den Rippen; zur Bildung echter Gelenke gehört ein knorpeliger Überzug über beide „Gelenkflächen" und eine bindegewebige Überbrückung des „Gelenkspaltes", es entsteht somit ein Gelenkhohlraum, welcher mit schleimhautähnlicher, schleimabsondernder Innenhaut (Synovialis) tapetenartig ausgekleidet ist; hier entsteht die „Gelenkschmiere" (Synovia). Die Form solcher Gelenke ist zumeist die, daß das eine Gelenkende kugelartig vorgetrieben, das andere entsprechend kugelig eingezogen ist, so daß die Enden ineinandergreifen. Einzelheiten über die Knochen, deren Aufbau im Organismus ja auch dem Laien nicht ganz unbekannt zu sein pflegt, sowie, über die einzelnen Gelenke werden später besprochen, hier sei nur allgemein erwähnt, daß in allen Lebensaltern die Knochen weicher, sowie auch härter als normal sein können was auf mangelhaftes oder zu reichliches Vorhandensein von Kalksalzen zurückzuführen ist; die bekannteste Krankheit zu geringen Kalkgehalts beim Kinde nennt man ja Rachitis, oder englische Krankheit. Unförmige Gelenke können durch Knochenanbau und Kalkreichtum, besonders bei Rückenmarksschwindsucht (Tabes), entstehen; hierbei werden die Gelenke zuweilen zu sogenannten Schlottergelenken, deren Träger sich deshalb durch den eigenartigen, auch in der lustigen Theaterliteratur vielfach karrikierten Gang auszeichnen.

Zu dem Stützgewebe gehört dann drittens, außer Bindegewebe und Knochensubstanz der Knorpel, dessen eigenartige Konsistenz dem Laien vom Tier her bekannt ist. Geweblich unterscheidet man, je nach seiner durch Bindegewebseinlagerung bedingten Konsistenz, drei Arten von Knorpeln, den bindegewebsfreien (hyalinen) Knorpel, den bindegewebshaltigch Faserknorpel und den an elastischen Fasern reichen elastischen oder Netzknorpel. Man findet ihn als halbstarre Stütze an zum Teil aus dem Oberflächenniveau stark hervorragenden Partien des Körpers, so an der Nase, den Ohren, dem Kehlkopf und der Luftröhre. Seine Menge im ganzen Körper ist ziemlich gering.

Viel reichlicher ist bekanntlich die Muskulatur: Aus einzelnen, von feinem Bindegewebe allseitig umgebenen Fasern zusammengesetzt, bildet sie als Ganzes, ebenfalls von Bindegewebe umschlossen, sehr verschiedenartig geformte, als Muskel bezeichnete Bündel von tiefroter, „fleischfarbener" Tinktion, welche, an den Enden meist zugespitzt, sich in sehnige Bänder und tauartige Sehnen fortsetzen; die letzteren liegen nicht selten, besonders wenn diese Sehnen sehr lang sind, in sogenannten Sehnenscheiden, Hohlschläuchen, welche, ähnlich den Gelenkhöhlen, mit einer Art Schleimhaut ausgekleidet und wie jene mit wenig schleimiger Flüssigkeit gefüllt sind. Über Muskeln und Sehnen im speziellen wird naturgemäß hier unter noch viel die Rede sein müssen.

Soweit zu dem Kapitel der Stützsysteme; es sei dann in gleicher Kürze noch von den sogenannten Leitungssystemen die Rede, unter welcher Bezeichnung ich den Blut- und Lymphkreislauf einerseits, das Nervensystem andererseits zusammenfassen möchte:

Das Blut, das sich aus dem flüssigen Blutserum und den Blutkörperchen zusammensetzt, von dem letztere mit Hilfe der Milz, der Lymphknoten und des Knochenmarks gebildet werden, fließt im Blutkreislaufsystem, einem in sich völlig geschlossenem Kanalnetz, dessen größte Erweiterung und treibende Kraft bekanntlich im Herzen zu suchen ist. Jenes zerfällt ja in einen rechten und linken Abschnitt, deren Trennung

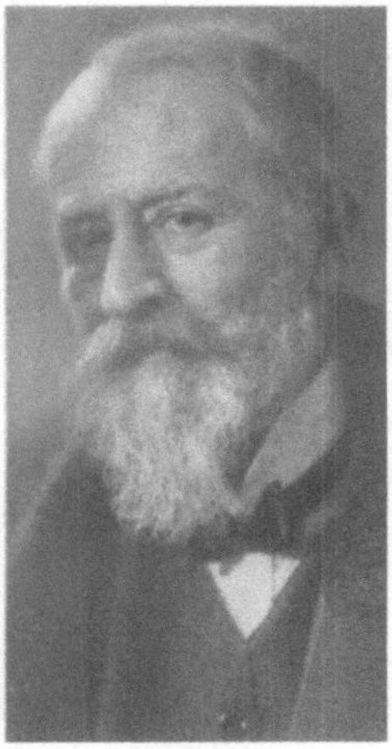
a

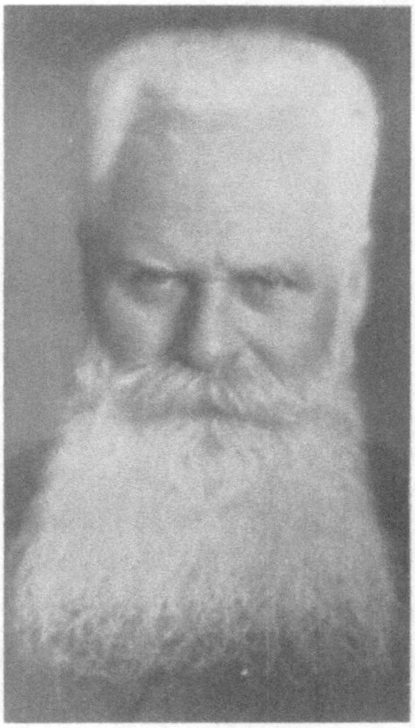
b

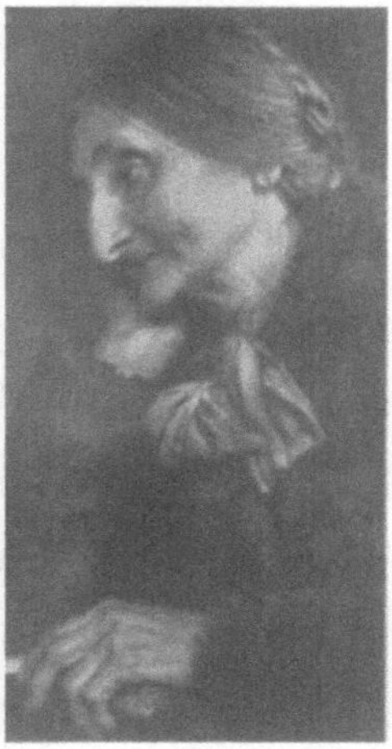
c

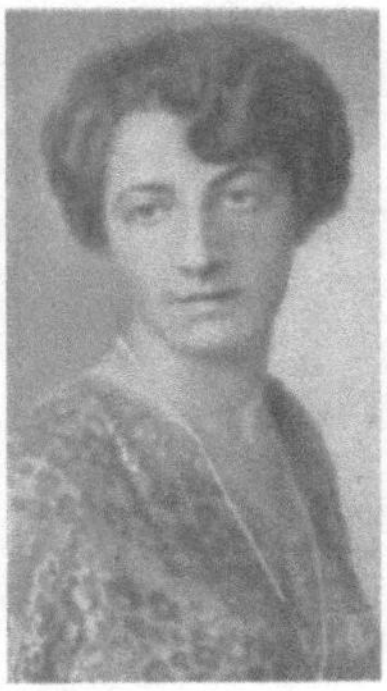
d

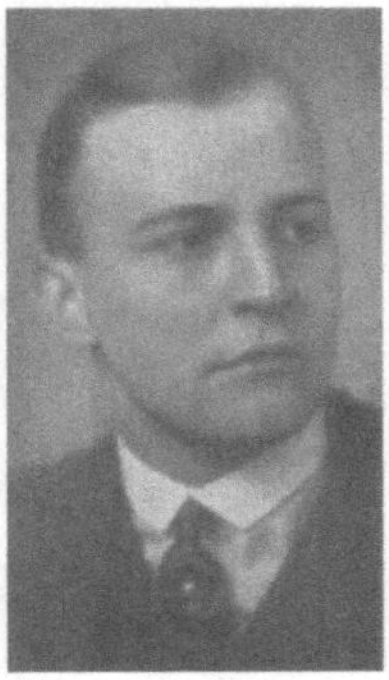
e

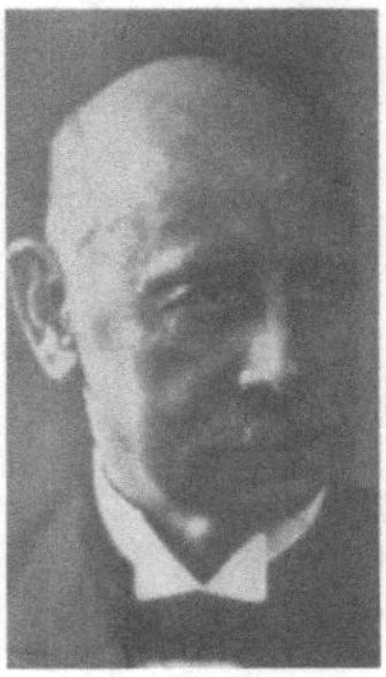
f

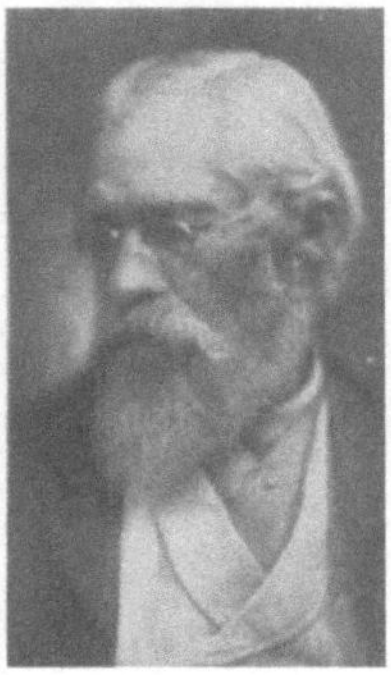
g

Zum Studium der Gesichtsmaße und der Altersveränderungen des Gesichts.

a) Altersfaltenbildungen im Gesicht. b) Altersveränderungen im Gesicht, groß erscheinende Stirn bei Sicht etwas von oben. c) Kieferatrophie, vorstehendes Kinn, herabhängende Nasenspitze, Altersveränderungen der Hände. d) Idealproportionen bei Schmalgesicht. e) Idealproportionen bei ovalem Gesicht. f) Altersveränderungen eines Rundgesichts, kleine Mundpartie, Schläfenarterienschlängelung. g) Altersveränderungen, Falten. Schläfenarterienschlängelung.

(Aufnahmen sämtlich Hans Brack, Hamburg.)

normalerweise vollständig ist, was der verschiedenartige Inhalt beider Herzseiten verlangt. Das unverbrauchte, gereinigte Blut fließt, von den Lungen kommend, in die linke Herzhälfte, geht durch einen komplizierten Klappenapparat hindurch in das arterielle Blutgefäß-System, welches alle Organe und Gewebe mittelst eines immer feiner werdenden, oft netz- und knäuelartigen Kanalsystems versorgt; hier „verbraucht" sich das Blut und wird teils als Lymphe (s. u.), größtenteils aber als venöses Blut mit Hilfe der rechten Herzhälfte zur „Reinigung", d. h. zur Abgabe von Kohlensäure und Aufnahme von Sauerstoff den Lungen zugeführt, von wo der Kreislauf in gleicher Weise wieder vor sich geht. Die eben schon erwähnte Lymphe zieht durch ein Gewebsspaltensystem in die ebenfalls kanalartigen Lymphbahnen, die den Lymphknoten zustreben; letztere sind schwammartig gebaut, vereinigen in vielen Etappen die Lymphe, welche schließlich durch den sogenannten Milchbrustgang, (der übrigens weder mit der Milch, noch mit der Brust zu tun hat), in eine große Halsvene einfließt; diesen ganzen Apparat nennt man zusammenfassend Lymphsystem.

Das andere Leitungssystem, das Nervensystem, ist nicht wie das erstere ein hohles Kanalsystem, sondern ein aus Fasern und Zellen zusammengesetztes, solides Geflecht. Die Zellen sind die größten im ganzen Körper und haben außer kleinen Fortsätzen einen langen (bis etwa 1 m), faserigen Fortsatz verschiedener Länge; der „Reiz" läuft von der Nervenzelle durch die Nervenfaser in alle Organe hinein. Nervenzellen sind in den meisten Geweben verstreut zu finden, in größter Zahl im Gehirn und Rückenmark, damit ist es verständlich, daß Reize vom Gehirn, bezw. Rückenmark in die Organe, die Extremität, usw. geleitet, daß aber auch umgekehrt Reize von den Organen, bezw. der Körperoberfläche in das Gehirn und Rückenmark als Zentralorgan zugesandt werden können. Diese Grundbegriffe machen dem Laienverständnis oft Schwierigkeiten; hält man sie aber präsent, so ist alles übrige leicht zu verstehen! Sind die Entfernungen zwischen Gehirn und peripherischen Organen zu lang, so sind Zwischenschaltungen eingelegt, d. h. der Faden der Gehirnzellen führt z. B. nur ins Rückenmark, umgreift dort eine neue Nervenzelle, die ihrerseits mit ihrem eigenen Nervenfaden den Reiz weiterleitet; ebenso geht es natürlich mit dem umgekehrten Wege von der Peripherie zum Zentralorgan. Es gibt einzelne Fasern, welche Bewegungen vermitteln, solche, die Gefühlsreize leiten, solche, die die Drüsenfunktion erregen und andere mehr, kurz, verschiedene Nervenarten, die aber vielfach, in einem Strange zusammenliegend, miteinander verlaufen und dem Laien als Ganzes unter der Bezeichnung „Nerven" bekannt sind. Einzelheiten über Gehirn, Rückenmark usw. werden später besprochen.

Über das Ernährungssystem wird Allgemeines, wie gesagt, später besprochen.

Diese theoretischen Darlegungen sollen dann überleiten zur Besprechung der einzelnen Regionen, in die wir den menschlichen Körper in gewohnter Weise als Laien einteilen; es soll dabei nicht nur Anatomisches und Biologisch-Physiologisches gebracht werden, sondern vor allem das betont werden, was an der äußeren Bedeckung von diesen Dingen erkannt und dargestellt werden kann; damit werden nicht nur die Maße und Proportionen der einzelnen Körperteile, sondern auch die verschiedenen Bewegungsmöglichkeiten und Erscheinungsformen Berücksichtigung finden.

Einzuteilen wäre also der nun folgende Stoff nach den Körperregionen, so daß in den einzelnen Abschnitten zunächst vom Kopfe (Gesichts- und Gehirnschädel), vom Halse (Vorder- und Hinterabschnitt), vom Rumpfe und zuletzt von der oberen und unteren Extremität die Rede sein würde.

IV. Die Form und die knöchernen Fundamente des Gesichtes.

Der primitive Darsteller, der nur zu bald seine Unfähigkeit bezüglich der Wiedergabe einer naturwahren und für den Träger charakteristischen Gesichtsform einzusehen gezwungen ist, müht sich erfahrungsgemäß, weil es ihm am leichtesten erscheint, mit Darstellungen von vorn oder von der Seite meist von links ab, Zwischenstellungen erscheinen schwerer.

Von alters her hat man bekanntlich für die Darstellung von vorn immer wieder den Kunstschüler auf bestimmte Proportionen des menschlichen Gesichts hingewiesen, und zwar gilt die Dreiteilung des Gesichtes, sowohl in der Länge, als auch in der Breite, als Idealform; dabei entfällt, von vorn gesehen, auf die Stirn, d. h. die Höhendistanz zwischen Haargrenze und Augenbrauen, ein Drittel der Gesichtslänge, ein zweites auf die Länge der Nase, wobei etwa die Ohrhöhe gleichfalls annähernd getroffen ist, ein drittes von der Nasenwurzel bis zum tiefsten Punkte des Kinnes, bezw. des Mundbodens; bezüglich der Breite verhalten sich die Dinge so, daß ein Drittel auf die Nasenbreite, an den Kanten der Nasenflügel gemessen, und seitlich je ein Drittel auf die Breite der Augen, von einem zum andern Lidwinkel gemessen, gerechnet werden muß, so daß also die Entfernung beider inneren Augenwinkel von einander gleich der Nasenbreite ist; etwa die gleiche Entfernung kann man dann noch bis zum Ohransatz rechnen, wohl verstanden, nur für die Darstellung von vorn. Mit diesen Zahlen ist natürlich nichts Absolutes gesagt; höchstens könnte man sich bei der Darstellung der ganzen Figur ins Gedächtnis zurückrufen, daß die Gesichtslänge etwa einem Achtel der Körperlänge entspricht.

Nun sind nur selten solche „Idealproportionen" im Leben wirklich vertreten; wir empfinden sie dann als Ebenmaß, aber nicht immer als Schönheit; denn die Schönheit ist so oft für den Geschmack die Betonung irgendwelcher Eigenart. Ein Blick in die Wirklichkeit, noch bequemer ein Blick in Journale kann uns leicht von diesen Tatsachen überzeugen; man findet ja sehr bald Rundgesichte, Langgesichte und zuweilen auch Breitgesichte heraus; legt man an diese den Maßstab an, so wird man ebenfalls selten das obenbeschriebene Gleichmaß finden. Bald ist die Stirn zu groß oder zu klein, bald die Nase, bald die Kinnpartie, dann ist die Augenstellung zu dicht, die Nase zu breit; es kommen auch oft Asymmetrien zur Beobachtung; kurz gesagt, die Regeln sind mit Vorsicht zu genießen; das Charakteristische muß zunächst gefunden und in der Zeichnung festgehalten, in der Karikatur besonders stark betont werden; so erreicht man allein Ähnlichkeit. Eine wichtige Tatsache scheint mir die, daß Breitgesichte meist breite Nasen, Langgesichte meist schmale Nasen aufweisen.

Für die Darstellung von der Seite ist theoretisch wohl nur die Dreiteilung in der Höhe brauchbar, wobei also, wie gesagt, Ohrlänge und Ohransatz die gleiche, bei aufrechter Haltung horizontale Begrenzung aufweisen. Praktisch ist hier eine wohl noch größere Verschiedenheit von Fall zu Fall vorhanden: Abgesehen davon, daß die Gesamtrichtung der Gesichtslinien zur Vertikalen die verschiedensten Winkel bilden kann, sind vor allem die Richtungen der einzelnen Gesichtsabschnitte meist ganz verschieden; so kann die Stirn rund, steil, ja platt oder höckerig sein, die an sich so verschiedenartig geformte Nase (s. u.) sehr wenig oder sehr weit hervorsehen, dieKinnpartie zurücktreten oder sich aufdringlich vorschieben.

Es ist ohne weiteres nach dem Gesagten verständlich, wie kompliziert die Dinge liegen, wenn Zwischenstellungen dargestellt werden müssen; diese sind ja meistens für unser beobachtendes Auge vorhanden; naturgemäß muß die Verzeichnung dabei auch in Rechnung gesetzt werden, da ja das Nächstliegende immer größer als das Fernstehende erscheint, beim Blick von oben erscheint die Stirnpartie, bei solchem von unten die Mundpartie als besonders betont und vergrößert, was z. B. den gewandten Photographen längst bekannt und von ihnen als Kunstgriff benutzt wird. Für den Zeichner entstehen dann aus den beiden horizontalen Linien Kreisbögen, die, rings um den Kopf gelegt gedacht, als Ellipsen aufzufassen wären; diese Bögen sind beim aufschauenden Blick nach unten, beim Abwärtssehen nach oben offen; auf beiden Seiten verbinden sie gleichzeitig Augenbrauen mit oberem, den unteren Nasenansatz mit unterem Ohransatz. Bei Biegung des Kopfes nach den Seiten entstehen nun aus den genannten Ellipsen verzerrteKurven, wie sie etwa bei schrägen Schnitten durch abgeplattete eiförmige Gebilde entstehen würden; bei einer leidlichen mathematischen Vorstellung sind diese Dinge nicht allzu schwer im Gedächtnis zu halten.

Bei all' dieser Kompliziertheit der Bilder dürfte nichts dem Künstler so dienlich und damit so willkommen sein, wie eine anatomische Explikation der formgebenden festen Stützen des Gesichtes; diese muß aber nicht fachanatomisch sein, sondern den praktischen Forderungen des Künstlers Rechnung tragen:

Der Gesichtsschädel, wie auch der Gehirnschädel, in welche beiden Teile der Anatom die Knochen des Kopfes einteilt, setzt sich mosaikartig aus einer großen Zahl meist platter Knochen zusammen, denen sich als einzelner Knochen der Unterkiefer gelenkig angliedert; seine Gelenkstelle liegt dicht vor dem Ohreingang — man kann sie leicht, besonders bei seitlichen, mahlenden Bewegungen des Unterkiefers durchfühlen. Der übrige Kopfschädel ist bekanntlich gelenkig mit der Wirbelsäule verbunden, Einzelheiten werden später besprochen. Zur Gesichtsbildung gehören als große Knochen beide Stirnbeine und beide Oberkieferbeine mit den seitlichen Jochbögen, denen sich als kleine Knochen nach vorn die Nasenbeine, nach innen die Siebbeine und nach hinten das Keilbein anschließen, von denen die beiden letzteren im Verein mit den Stirnbeinen anatomisch gleichzeitig zu dem später zu besprechenden Gehirnschädel gehören. Alle Knochen sind paarig; die Paare verhalten sich wie Spiegelbilder. Der Unterkiefer ist ursprünglich auch paarig angelegt, doch ist er schon im Mutterleibe zu einem Stück verschmolzen. Ohne auf die genauen Grenzen der Knochen gegeneinander einzugehen, seien nun Hervorragungen und Vertiefungen der Knochen besprochen, die der Künstler kennen muß. Zu ersteren gehören die nicht selten stark hervortretenden Stirnbeinhöcker, Knochenhügel, die sich an beiden Seiten der Stirn in der Gegend der sogenannten „Majorsecke" (Haaraussparungen an den oberen, äußeren Stirnecken) finden. Flache Horizontalwülste liegen ferner in der Gegend der Augenbrauen, oft geht diese Leiste von einer Seite fortlaufend zur anderen; sie wird bedingt durch die sogenannten Stirnhöhlen, d. s. Nasennebenhöhlen, welche sich im Innern zwischen zwei Knochenlamellen erstrecken; sind die Höhlen besonders groß, so tritt auch die Knochenwulstung stark hervor, so besonders bei sehr niedriger Stirn. Wichtige hervortretende Knochenhügel sind dann die Jochbeine; sie zieren besonders die Mongolen- und auch Negertypen; in diesen Jochbögen vorn liegen die Kieferhöhlen, ebenfalls Nasennebenhöhlen. Endlich tritt als Knochenvorsprung das Kinn stark hervor, welches ja die vordere Spitze des Unterkieferknochens ist. Die Lage dieser fünf, bezw. sieben Knochenvorsprünge bestimmt im wesentlichen die Gesichtsgrundform von vorn gesehen. — Die seitliche Form richtet sich einmal stark nach der Gestalt der an der hinteren, oberen Hälfte knöchernen, vorn knorpeligen äußeren Nase, dann aber auch nach der Tiefe der im Gesicht besonders ausgeprägten Knocheneinsenkungen; als solche sind einmal die an sich mehr oder weniger tiefliegenden Augenhöhlen, dann die verschieden weiten Nasen- und Mundhöhlen aufzufassen. — Hierbei muß, noch mehr als für das Bild von vorn, betont werden, daß die Stärke der Weichteile eine große Rolle spielt; darunter sind im Gesicht weniger die Muskeln und die spezifischen Organe verstanden, als vor allem das Unterhautfettpolster, dessen Stärke bekanntermaßen ein früher schmächtiges Gesicht entstellen kann, und dessen Schwund ebenfalls wesentliche Veränderung des Aussehens mit sich bringt.

Alles vorher über die Maße und Proportionen des Gesichtes Gesagte bezieht sich auf den erwachsenen Menschen mittleren Alters. Für das Kindeswie für das Greisenalter treten nun besondere Verhältnisse ein, deren anatomisches Wesen zunächst, diesmal vorweg, beleuchtet sein möge. Die Stirn, das obere Drittel des Gesichtes, bleibt, proportional zur Körperlänge, während des ganzen Lebens gleich; zwar sind von allen kindlichen Knochen auch die Stirnknochen verhältnismäßig klein, doch sind sie durch bindegewebliche Membranen, deren größte wir Fontanellen nennen (s. u.) so verbunden, daß das beim Kinde unverhältnismäßig große Gehirn Platz genug behält; die Stirn ist also sehr hoch — und rund, da die Stirnhöhlen noch kaum entwickelt sind, womit die Stirngröße erklärt ist. Die Greisenstirn erscheint nur wegen des Haarausfalls der Glatzenbildung höher als beim Erwachsenen, ist aber in der Form absolut gleich geblieben. — Die mittlere Gesichtspartie des Kindes ist infolge des sehr langsamen Wachstums der

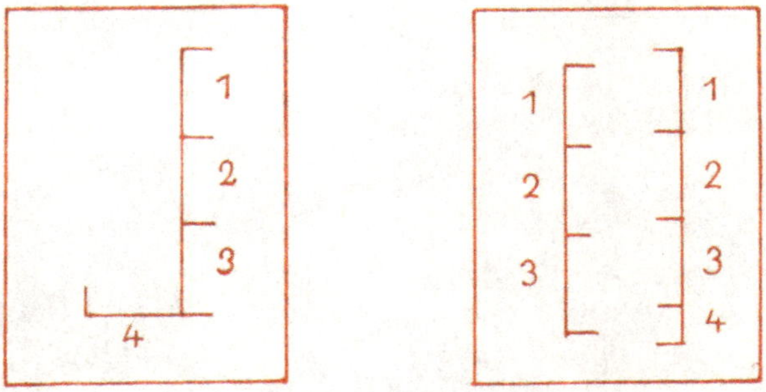

Kopflängeneinteilung nach dem Alter des Kindes.

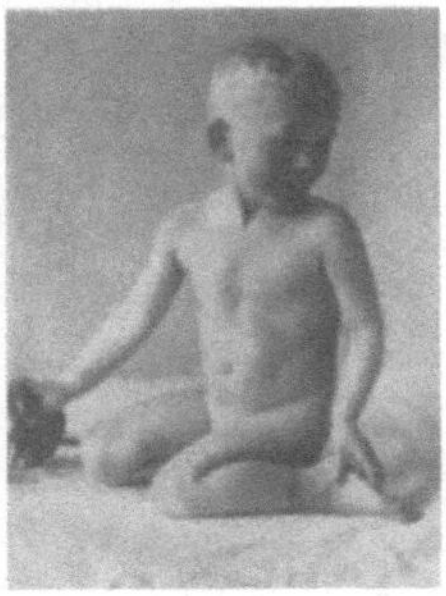
a

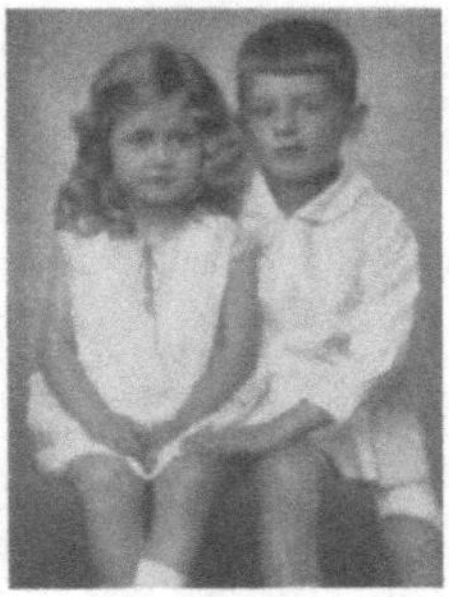
b

Kindliche Allgemeinproportionen.

a) Kopfgröße! b) Gesichtsverschiedenheit von Geschwistern.

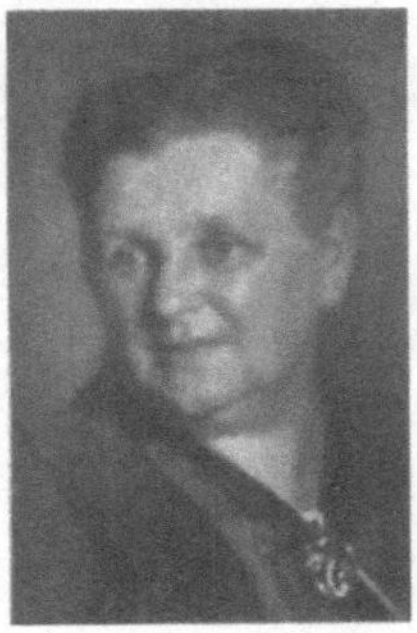
c

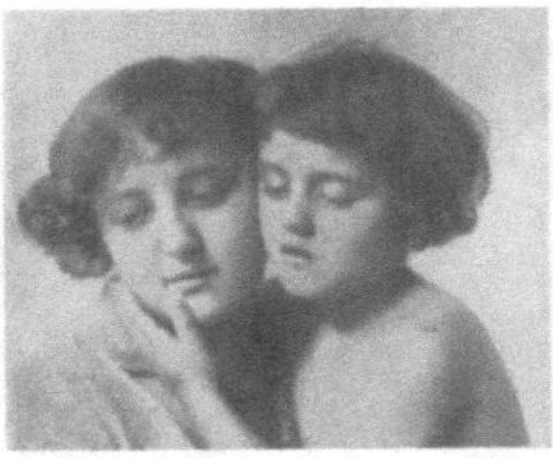
d

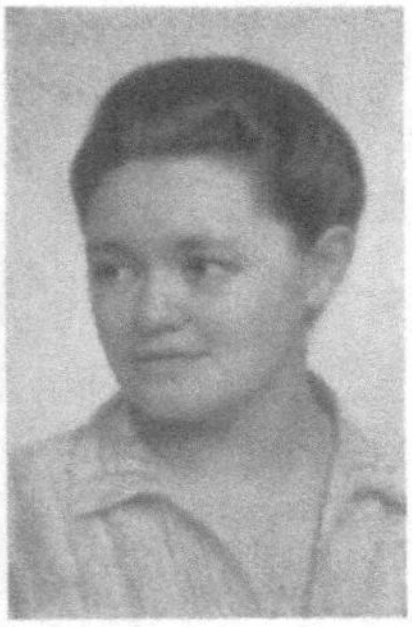
e

Familienähnlichkeiten.

c) und e) Mutter und Tochter: Rundgesichte, kurze breite Stumpfnase, breiter Mund, breites Philtrum, aber verschiedene Stirnbildung. d) Mutter und Kind: Rundgesichte, lange schmale Stumpfnase, große Oberlider, Schmalheit des Mundes.

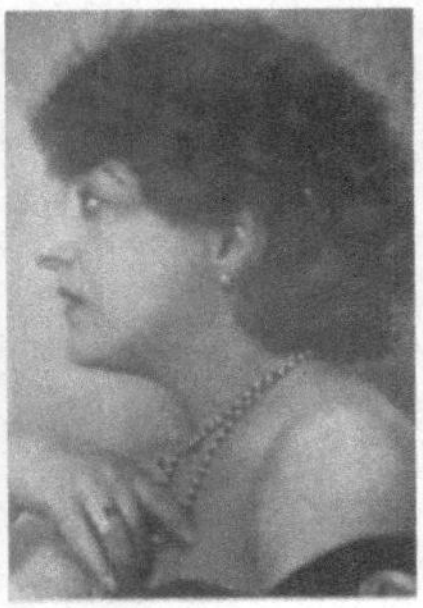
f

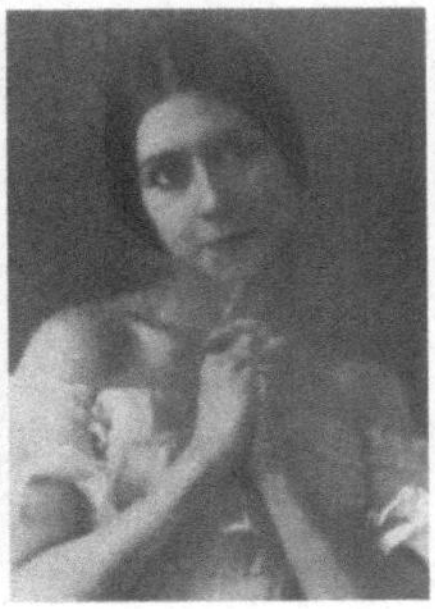
g

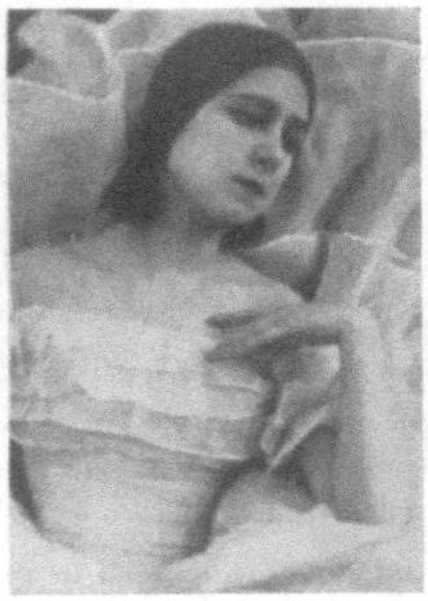
h

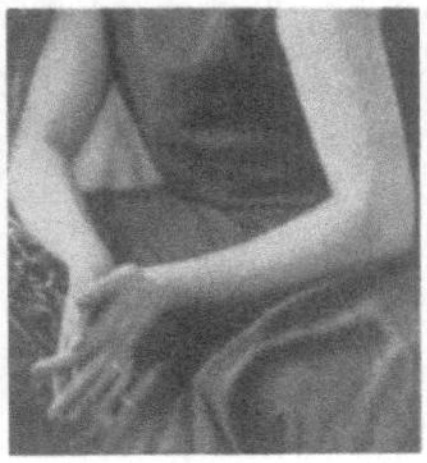
i

Posenhafte „Mimik" der Hände.

(Aufnahmen a, d, g, h, i von Hedwig Albrecht, Hamburg; b, c, e, f von Hans Brack, Hamburg.)

kleineren Gesichtsknochen und auch der Nasenknorpel unverhältnismäßig klein; erst zu Zeiten der Geschlechtsreife ist das Größenwachstum hier beendet und damit die Gesichtsform des Erwachsenen erreicht, die dann bis ins Greisenalter bleibt. — Das untere Gesichtsdrittel verhält sich anatomisch folgendermaßen in den verschiedenen Lebensaltern: Kinder und Greise sind zahnlos; damit ist es selbstverständlich, daß die Mundpartie bei beiden verhältnismäßig klein sein muß; beim Kinde liegen sogenannte Zahnanlagen im Innern der Kiefer, die bei Greisen natürlich fehlen, Mundweichteile sind deshalb beim Kinde verhältnismäßig viel stärker als beim Greise; damit ist das untere Gesichtsdrittel beim Erwachsenen proportional am größten, kleiner ist es beim Kinde, am kleinsten beim Greise, vorausgesetzt, daß nicht bei letzterem ein künstliches Gebiß die Mundform ändert.

Praktisch genommen, verhalten sich also die Dinge folgendermaßen: Das Kind hat eine unverhältnismäßig große, stark gewölbte Stirn, jedoch geringe Entkwiclung des übrigen Gesichts, deshalb eine kleine, kurze, wenig entwickelte Nase, eine nur wenig gegen die Nase zurücktretende, kleine Mundpartie, bei stark zurückfallender Kinnspitze; der Greis zeigt zwar die Gesichtshochentwicklung des Erwachsenen, doch gleichzeitig Rückentwicklung einiger Teile, deshalb große, oft etwas mit der Spitze herabhängende Nase, starkes Zurücksinken der Mundpartie bei vortretendem Kinn. — Diese Tatsache möge man sich durch Bilder und durch Betrachtung der Umwelt systematisch vergegenwärtigen; dadurch wird die Darstellung, selbst aus dem Gedächtnis erleichtert; doch die Kenntnis der geschilderten Knochenverhältnisse im Gesicht gibt m. E. dem Künstler die einzige und richtige Grundvorstellung der Form. Vervollständigt wird dann diese Grundform durch eine weitere Erlernung der Weichteilverhältnisse im Gesicht, die hierunter in einzelnen Etappen besprochen werden müssen.

V. Gesichtsorgane.

Diese Überschrift wird dem Anatomen vom Fach nicht gefallen, da er unter „Organ" ein in sich geschlossenes, in allen Teilen charakteristisch gebautes, dadurch sich vor anderen Geweben auszeichnendes, einheitliches Gebilde, wie etwa die Lunge, die Niere, die Leber usw. versteht. Das trifft zwar für die hierunter zu besprechenden Gebilde nicht zu, doch sollen und müssen sie getrennt sein von den später zu erörternden Gesichtsweichteilen, die der Gesichtshaut als Polster und den Gesichtszügen als mimisches Werkzeug dienen. Auge, Nase, Mund und Ohr seien deshalb, trotz ihres alles andere eher als einheitlichen Baues, als Gesichtsorgane zusammengefaßt.

Nun wird eine Besprechung dieser Organe dadurch kompliziert, daß ja alle einen zu den Gesichtszügen gehörigen Teil haben, somit also auch zu den später zu besprechenden Gesichtsweichteilen gehören; doch sind sie alle gleichzeitig dadurch charakterisiert, daß ihre wohl funktionswichtigeren Abschnitte nach innen gelagert sind. Damit wird diesem Kapitel die Aufgabe zufallen, über die äußeren Teile nur andeutungsweise, über die inneren und deren Funktionen aber hauptsächlich abzuhandeln.

Die Augen, die in den bereits beschriebenen knöchernen Augenhöhlen in Fettgewebe wohl eingepolstert liegen, werden ja äußerlich von den Lidern überdeckt; über das Ganze dachartig herüberragend liegt beiderseits ein knöcherner Wulst, dessen häutiger Überzug reichlich Haare, die Augenbrauen, trägt; diese Haare können sehr lang und buschig werden. Die Form der Oberlider, weniger die der Unterlider, wird durch knorpelähnliche, schildchenförmige, der Augenform gut angepaßte Stützen bestimmt; sie sind im Innern der knöchernen Augenhöhlen und in Höhe der Augenwinkel bindegewebig, zügelartig anmontiert und treten bei Lidschluß mit ihren Kanten dicht aneinander, allerdings nicht unmittelbar, denn es liegt über und an diesen Platten mannigfaches anderes Gewebe. Außen von Augenringmuskulatur (s. u.) und dünner Haut überzogen, liegt ihnen innen die Bindehaut an, welch' letztere an der Hautgrenze in der Gegend der Wimpern beginnt, sich dann an der Rückseite dieser Lidplatten nach oben, bezw. unten entlangzieht, um sich in einer Falte umzuschlagen und, auf den Augapfel übergehend, ihn ganz zu bedecken, allerdings unter starker Veränderung über der Hornhaut; abgesehen von diesem Bezirk, liegt die Bindehaut nur locker dem Augapfel auf. Man bezeichnet die so entstandene Höhlung als Bindehautsack, der naturgemäß in einen oberen und einen unteren Teil zerfällt. Er wird von einer salzreichen Flüssigkeit geringer Menge, dem Tränenwasser, erfüllt. Letzteres bildet sich in den Tränendrüsen, doppeltbohnengroßen Organen, die oberhalb und nach außen vom Augapfel in der knöchernen Augenhöhle liegen und einige Ausführgänge an den Lidrand heranschicken. Der Tränenabfluß geschieht durch nur jederseits zwei Gänge zur Nase hin; sie beginnen mit den sogenannten Tränenpünktchen, welche als gut sichtbare Punkte oder Schlitze am Lidrand in den inneren Augenwinkeln dicht oberhalb und unterhalb des bürzelartigen, gerstenkorngroßen Vorsprungs, den man ja bei Betrachtung des Auges leicht findet, liegen. Die beiden Gänge laufen dann bogenförmig zusammen und gehen in den Tränensack, der in den unteren Nasengang mündet; überflüssiges Tränenwasser geht also, findet es nicht den Weg beim Weinen nach außen, in den Nasenschleim über. —

Das einzelne Auge, ein normalerweise kugeliges Gebilde von etwa 2 cm Durchmesser, wird von einer sehr festen, hier Lederhaut genannten Membran umschlossen, welche vorn durchsichtig ist und hier Hornhaut heißt; hinten an den Augapfel setzt sich der sogenannte Sehnerv, ein dünnbleistiftstarkes Gebilde, als Verbindung zum percipierenden Gehirn an. Das Augeninnere teilt sich durch die durchlochte, stark qigmenthaltige Iris in die kleinere, mit wasserartiger, nach dem Tode bald abfließender Flüssigkeit erfüllte vordere und die viel größere, mit dem gallertigen Glaskörper erfüllte hintere Kammer, jedoch hängt zwischen beiden, an der erwähnten Durchlochung der Iris (Pupille) von hinten anliegend die Linse, ein dehnbares, durchsichtiges Gebilde von über Linsengröße. An der Rückwand des Auges liegt die Netzhaut, der lichtpercipierende Apparat, welcher die durch Hornhaut, Kammerwasser, Linse und Glaskörper geleiteten und abgelenkten Lichtstrahlen in Form eines umgekehrten Bildes direkt mittels pigmentierter Nervenzellen aufnimmt; nicht der Punkt des Sehnerveneintritts, sondern die seitwärts davon liegende Zentralgrube ist die Stelle des schärfsten Sehens, so daß die Verbindung dieses Punktes mit der Mitte der Hornhaut als Sehachse bezeichnet wird. Kurzsichtigkeit und Weitsichtigkeit sind zumeist durch Verlängerung oder Verkürzung dieser im Auge zu denkenden Sehachse bedingt, seltener durch Veränderung der brechenden Medien. Von außen ist ohne Kunsthülfe natürlich durch die Pupille nichts vom Augenhintergrund zu sehen, ebensowenig wie man durch eine kleine Öffnung in einem lichtlosen Kasten etwas erkennen kann; die Pupille erscheint schwarz wie von weitem ein offenes Fenster. Die Pupillenweite richtet sich zur Schonung des lichtempfindlichen Apparates nach der Stärke des einfallenden Lichtes, sie wird also bei starkem, naheliegendem Lichte eng, bei schwachem, weitstehendem Lichte weit; infolge der Glätte der Hornhaut und der vorderen und hinteren Linsenfläche erscheinen beim Lichteinfall drei Lichtreflexe, z. B. Abzeichnung des Fensterkreuzes, und zwar ein großes Bild an der Hornhaut, ein kleines an der Linsenvorderfläche und ein ganz kleines an der Linsenhinterfläche, doch muß natürlich die Pupille zur Erkennung des letzteren sehr weit sein, so daß dies dritte Bildchen praktisch keine Rolle spielt. — Man kann das Auge bekanntlich nach vielen Richtungen einstellen, dazu sind an jedem Auge sechs besondere Muskeln vorhanden, die übrigens ganz unabhängig von der Gesichtsmuskulatur sind: Da liegen vier gerade, d. h. am Augapfel ansetzende und dem Sehnerv etwa parallel verlaufende Muskeln, ein oberer, ein unterer, ein äußerer und ein innerer Muskel, und zwei schräge Muskeln, ein oberer und ein unterer; die Wirkungsweise der geraden Muskeln ist leicht verständlich, die der schrägen besteht vornehmlich in Augendrehung um die Richtung etwa der Sehachse, es sind dies Bewegungen, die bei Seitwärtsbiegung des Kopfes immer ausgeführt werden. Die Stellung des Auges zu den Lidern ist normalerweise bei horizontalem Blick so, daß der untere Hornhautrand mit dem unteren Lidrand abschließt, während der obere vom oberen Lidrand überdeckt ist. Ausnahmen, wie sie bei Basedow (s. u.) häufig sind, verändern das Gesicht stark. Das Auge kann bei Entzündungen in der Augenhöhle und bei gewissen Gehirn- (Gehirngeschwülste) und auch allgemeinen Erkrankungen (Basedowsche Krankheit) stark nach vorn gerückt werden, kann aber gelegentlich, z. B. bei Narbenbildung in der Augenhöhle, häufiger noch bei allgemeiner, starker Abmagerung, wie auch an der Leiche zurücktreten. Merkwürdig zurückliegend erscheinen endlich die Ersatzaugen aus Glas, die sich nicht selten durch herabgesetzte Beweglichkeit, durch stärkere Tränenabsonderung, durch Herabsetzung der Lichtreflexe (die natürlich nur in der Einzahl auftreten können), sowie durch Abweichung der normalen Irisfarbe verraten. Soweit über das einzelne Auge! — Bleibt noch einiges über das Zusammenwirken beider Augen zu sagen: Bekanntlich gehört dieses zur Empfindung des körperlichen Sehens; es wird gewissermaßen das Objekt mit den beiden Sehachsen umfaßt; beim Blick in die Ferne, also bei Parallelrichtung der Sehachsen trifft das allerdings weniger zu, wir empfinden plastisch, weil die Gegenstände (etwa Häuser, Wälder, Berge) kulissenartig hintereinander gelagert sind; beim Blick in die Nähe jedoch neigen sich die Augen zueinander hin (konvergieren) — die dabei vorhandene Pupillenveränderung ist oben besprochen. Ist ein Auge angeboren oder auch früh erworben weniger sehtüchtig, und ist, wie vielfach, gleichzeitig die Muskulatur dieses Auges schwächer als normal, so kommt das Bild des Schielens zustande, ein Abweichen eines Auges nach auswärts oder einwärts, ein Zustand, der auch zuweilen abwechselnd bald auf dem einen, bald auf dem anderen Auge zur Beobachtung gelangen kann. — Herabgesetzte Sehtüchtigkeit ist nun nicht unbedingt gleichbedeutend mit Fehlern des Linsensystems im Auge; zu voller Sehstärke kann man ja bekanntlich durch vorgesetzte Brillengläser kommen; Einzelheiten sollen hier natürlich nicht beschrieben werden, doch scheint es mir nicht unwichtig, den Künstler auf einige Besonderheiten der Brillen aufmerksam zu machen: Durch Gläser erscheint das Auge entweder größer oder kleiner, als es ist; bekannt ist besonders das riesenhafte Aussehen der Augen bei Anwendung der sogenannten Starbrillen, zentral sehr dicken und nach außen stark abnehmenden Gläsern, die nach operativer Entfernung der altersstargetrübten Linsen benutzt werden. Schwächere Gläser erzeugen ähnliche, weniger hochgradige Entstellungen, die aber auch vom malenden Künstler gelegentlich beobachtet sein wollen. Obacht ist ferner auf die Art des Brillentragens des einzelnen Menschen zu legen; Brillen können, wie im Alter, oft nur für die Nähe geeignet sein, dann pflegt der Träger beim Blick in die Ferne über die Brillen wegzusehen. Brillengestelle sind bekanntlich sehr verschiedenartig: Einglas, randloses, also nicht an den Gläsern selbst angesetztes Brillengestell, Goldfassung, Hornfassung usw. sind bekannt. Früher wurden kleine, querovale, heute zumeist große, runde Gläser verwandt; am brauchbarsten sind wohl die sogenannten periskopischen, ebenfalls großen, runden Gläser, welche außer ihrem korrigierenden Schliff, noch eine nach außen sich etwa der Hornhautform anpassende Wölbung aufweisen. Daß alle Gläser die Lichtstrahlen reflektieren, bezw. ein kleines Bild der lichtbetonten Gegenstände erkennen lassen, braucht wohl kaum noch erwähnt zu werden. Soweit über die Verhältnisse der Augen, des Sehorgans. — Darstellerisch Wichtiges bringe ich am Schluß dieses Abschnitts im Zusammenhang mit den anderen Gesichtsorganen.

Das zweite Gesichtsorgan ist bekanntlich die Nase, deren stark wechselnde Größenverhältnisse bereits erläutert wurden; die Nase der Buckligen erscheint besonders groß aus bereits erwähnten Gründen. Die Form der Nase, von vorn gesehen, kann die der Schmal- und Breitnase, sowie die der Lang- und Kurznase mit den dazugehörigen Zwischenstufen sein; von der Seite gesehen, unterscheidet man Haken-, gerade und Sattel-Nase (letztere oft krankhaften Ursprungs), ferner Stubs- („Himmelfahrts-")- und (Alters-) Hängenase mit Zwischenstufen, z. B. die so häufige, gebuckelte Nase; besondere, sich auf die Form beziehende Bezeichnungen sind die sogenannte griechische Nase, d. h. der Verlauf des Nasenrückens in gerader Linie und Richtung mit der Stirn, ferner die sogenannte Schiefnase, eine nach einer Seite abgebogene Nase, die zumeist durch Schrägstand der Nasenscheidewand bedingt ist, deren hochgradige Formen jedoch nur nach Verletzungen der Nase vorkommen. — Die Anatomie der Nase, deren äußere Teile wir ja als Nasenrücken, -wurzel, -flügel, -spitze und Nasenlöcher bezeichnen, ist leicht verständlich und kurz zu erläutern; das Gerüst besteht teilweise aus Knochen, teilweise aus Knorpel: der knöcherne Teil der Nase liegt oben und hinten, hier geben die nasalen Fortsätze der Oberkieferbeine und die Nasenbeine für die Nasenwurzel das Fundament ab; sie sind platte Knochen, die am skelettierten Kopfe zwischen sich einen nach vorn breitoffenen, myrtenblattähnlichen Zugang nach hinten lassen, der allerdings durch das senkrecht in der Körpermittelebene liegende, der Nasenscheidewand angehörige Pflugscharbein in einen rechten und linken kanalartigen Gang geteilt wird; nach oben sind die Kanäle durch die Siebbeine, nach unten durch den harten Gaumen abgeschlossen; die so entstehenden Höhlen nennen wir die rechte und linke innere Nase; deren Weite ist sehr verschieden, richtet sich einerseits stark nach der Schmalheit, bezw. Breite der äußeren Nase, wird andererseits aber stark von der Größe der jederseits in der Dreizahl vorhandenen, von seitlich ins Lichte hineinragenden Muscheln beeinflußt. — Der vordere Teil der Nase ist rein knorpelig, sowohl an den vorderen und seitlichen Partien des Nasenrückens, wie auch an der Nasenscheidewand, die auf einem, von unten heraufragenden Knochenvorsprung des Oberkieferbeines ruht. Die beschriebenen beiden Knochenkanäle, welche die innere Nase ausmachen, werden also durch diesen Knorpelansatz nach vorn verlängert. — Daß eine Zerstörung des Gerüstes gelegentlich zur Anfertigung falscher Nasengerüste, etwa durch Knochenüberpflanzung, Elfenbeineinpflanzung oder durch Vorsatzprothesen, Veranlassung geben muß, sei nur nebenbei erwähnt. — Das ganze Naseninnere ist ausgekleidet mit einer kompliziert gebauten Schleimhaut, welche an den nicht selten, besonders beim Manne, mit langen Haaren besetzten Nasenlöchern beginnt, sich über das ganze Naseninnere, über Scheidewand und Muscheln hinwegzieht und in den Nasenrachenraum übergeht, jenem hinter dem Gaumenzäpfchen belegenen großen Hohlraum, der in der Besprechung der Mundanatomie noch erwähnt wird, der aber auch für das Ohr eine gewisse Rolle spielt, wie ebenfalls in diesem Kapitel noch dargelegt werden soll. — Die bisher so einfachen anatomischen Verhältnisse des Naseninneren werden verwickelt durch die Tatsache, daß jederseits eine Reihe von sogenannten Nasennebenhöhlen mit der Nase in Verbindung steht, deren jede mit einem besonderen Gang unter die verschiedenen Muscheln einmündet; da sind die bereits erwähnten Stirnhöhlen, die sehr geräumige Oberkieferhöhle, ferner die Siebbeinhöhle und die Keilbeinhöhle, die der im Laienkreise heutigentags ja wohl schon recht bekannten Hypophyse, dem vorderen Hirnanhang, dicht benachbart liegt; Einzelheiten sind hier unwichtig, es sei nur auf das Vorhandensein einer Schleimhaut in den Nebenhöhlen hingewiesen, die jener der Nase sehr ähnelt. — Der Zweck der Nase ist einmal der der Durchleitung, Anwärmung (Nebenhöhlen) und Befeuchtung der Einatmungsluft, welche durch die beiden Nasenhälften in den Nasenrachenraum, von da durch einen Teil des Schlundes, durch den Kehlkopf und die Luftröhre mit ihren Verzweigungen bekanntlich in die Lunge geht; dann aber hat die Nase ja die Riechfunktion zu leisten; das geschieht nur im alleroberstem Teile des Naseninneren, hier, also oberhalb der obersten Muschel, liegen die sogenannten Riechknospen, Endigungen der durch die Siebbeinlöcher herantretenden Riechfasern, welche Abzweigungen der beiden, vom Gehirn kommenden Riechnerven darstellen. Soweit zur Kenntnis der Nase und des Riechorgans. Bezüglich der zeichnerischen Darstellung der Nase verweise ich auch hier auf den Schluß dieses Kapitels.

Als drittes Gesichtsorgan, wenn man sich so ausdrücken darf, ist der Mund aufzufassen. Sein Äußeres wird ja durch die Lippen abgeschlossen, zwei ungleich großen Weichteillappen, die seitlich durch die Mundwinkel ihren Abschluß finden. Charakteristisch für die Mundlippen ist die durch Färbung ja gut kenntliche Haut-Schleimhautgrenze, an welcher das Lippenrot beginnt. Daß in der Mittellinie der Oberlippe eine seichte Längsgrube (Philtrum) von der Gegend der Nasenscheidewand herabzieht, ist bekannt; ebenso die viel tiefere Quergrube bis -falte, die sich zwischen Unterlippe und Kinn hinzieht; letzteres kann übrigens, ähnlich wie die Wangen, durch ein Grübchen geziert sein. Daß beim Manne, gelegentlich auch bei der Frau, die Lippen mit einem mehr oder weniger starken Haarschmuck ausgestattet sind, mag der Vollständigkeit halber erwähnt sein. — Wie in den vorigen Darlegungen sollen auch hier nicht die Lippen- und Wangenweichteile, sondern die Mundhöhle als „Organ" besprochen werden. Ihr knöchernes Gerüst besteht einmal nach oben vornehmlich aus dem Oberkieferbein, mit dem leistenähnlichen, halbkreisförmigen Zahnfortsatz nach unten, sowie dem nach hinten anschließenden Gaumenbein, nach unten liegt der Unterkiefer, jener im Ganzen (von oben gesehen) etwa hufeisenförmige Knochen, der beim Erwachsenen, von seitlich gesehen, den bekannten Kieferwinkel bildet, und der mit dem Schläfenbein durch ein starkgebautes Scharniergelenk, in der Gegend kurz vor dem Ohreingange, verbunden ist; nicht immer richtet sich übrigens der Unterkiefer in der Größe nach der des übrigen Schädels, er kann unverhältnismäßig klein sein, wobei seine Spitze stark zurücktritt, und das Gesicht ein vogelartiges Aussehen erhält. Indirekt hängt endlich noch das kleine, im ganzen ebenfalls hufeisenförmige Zungenbein mit den Gesichtsknochen insofern zusammen, als es für die Zunge, u. a. eine gewisse Stütze und für sie ein festes Verbindungsstück zum Kehlkopf darstellt. — Mehr als in den Augen- und Nasenhöhlen spielen Weichteile in der Mundhöhle eine Rolle, einmal durch das Vorhandensein der, aus längs- und quer-, senkrecht- und wagerechtverlaufenden Muskelfasern bestehenden Zunge, die nach vorn am Unterkiefer, nach oben und den Seiten an der Schädelbasis und nach unten am Zungenbein befestigt ist, dann durch einen ebenso komplizierten Muskelapparat, der den sogenannten weichen Gaumen, die Fortsetzung des obenerwähnten harten Gaumens nach hinten, das Zäpfchen und die Gaumenbögen bildet, zwischen welch' letzteren die sogenannten Rachenmandeln eingelagert sind. — Über diese gesamten Knochen und Weichteile zieht dann eine Schleimhaut hinweg, die, von der Zunge abgesehen, gleichmäßig gebaut ist, hier aber eine große Mannigfaltigkeit der Form aufweist; überall sind hier feinste Schleimhauterhebungen zu erkennen, vorn fadenförmige, weiter hinten keulenförmige, ganz hinten einige wenige, mit wallartigem Rande versehene, pilzförmige „Papillen"; letztere tragen die Geschmacksknospen, Endigungen der Geschmacksnerven, die ja vom Gehirn kommend an den Zungengrund herantreten. — Die Mundschleimhaut wird bekanntlich unterbrochen von den aus den Kieferknochen hervordringenden Zähnen, über die noch ein Wort zu sagen wäre: Wie früher bereits erwähnt, liegen beim Neugeborenen in den Knochen die sogenannten Zahnkeime, und zwar solche für das Milch-, sowie das bleibende Gebiß, welche sich allmählich zu den Zähnen auswachsen; etwa im ersten Lebensjahrzehnt entsteht langsam das Milchgebiß, welches dann dem verschieden lange bleibenden Dauergebiß Platz macht; die ersten Zähne sind die unteren mittleren Schneidezähne, dann erscheinen die oberen mittleren, dann die oberen äußeren und darauf die unteren äußeren, welche Epoche mit Abschluß des ersten Lebensjahres beendet sein soll; gerade diese oft sichtbaren Zähne interessieren den Künstler wohl am meisten, weniger das übrige Milchgebiß, welches ja auf der Höhe seiner Entwicklung aus 20 Zähnen (8 Schneidezähne, 4 Eckzähne und 8 Mahlzähne) besteht. Das Dauergebiß hat dann ja 32 Zähne (8 Schneidezähne, 4 Eckzähne, 8 vordere Mahlzähne, 12 hintere Mahlzähne). — Die Zahnform ist, soweit für den Künstler von Jnteresse, so, daß die Schneidezähne, die übrigens gelegentlich auch in der Vierzahl vertreten sein können, Breitmeißelform, die Eckzähne dagegen Spitzmeißelform besitzen. — Bei rachitischen und früh tuberkulösen Kindern pflegen die Zähne, besonders die Schneidezähne, an ihren Kanten schlecht entwickelt und treppenartig verändert zu sein, während bei angeborener Syphilis vielfach die sogenannte Tönnchenform der Schneidezähne vorhanden sein kann. Aus vielen örtlichen Gründen kommt es dann bekanntlich häufig zum höhlenartigen Zerfall an den Zähnen, wodurch der ganze Zahn, besonders nach Absterben seines Nerven, mißfarben und grau-schwärzlich werden kann. Im Alter schleifen sich die Zähne vielfach ab, sie werden kürzer, der freie Rand wird breiter. Schlecht gepflegte Zähne haben vielfach einen gelblichen, eiterähnlichen Belag, oder auch, besonders am Zahnhals, an der dicht dem Zahnfleisch ansitzenden Partie, Ablagerungen von Kalksalzen (Zahnstein). Zahnlücken fallen im Gesicht immer stark auf, auch wenn sie weiter hinten liegen. Im Alter bleiben am längsten meist die Eckzähne als Zeichen „geschwundener Pracht". — Bleibt noch ein Wort über den Zahnersatz zu sagen: Plomben, die bekanntlich zur Füllung von krankhaften Zahnhöhlungen angelegt werden, können ausMetallen oderPorzellan gefertigt werden; erstere färben den Zahn nach gewisser Zeit, abgesehen vom Golde, welches ja im Munde nicht gerade schön wirkt, wenn es auch sehr dauerhaft ist, letzteres bricht gelegentlich aus, so daß es öfter erneut werden muß. Stiftzähne sind falsche Porzellanzähne, die mit einem Metallstift in die noch vorhandene Zahnwurzel einzementiert werden; solche aus Gold, Goldkappen oder -kronen und auch Zahndeckplatten aus Gold wirken vorn im Munde für das Schönheitsgefühl stark entstellend. Brücken, d. h. eine größere Zahl zusammengesetzter, künstlicher Porzellanzähne, schließen oft mehrere Zahnlücken, es sind dabei nicht selten die einzelnen Gruppen der Ersatzzähne durch einen an der Rückseite verlaufenden Metallbügel mit einander verbunden, welcher dann an den Enden um den Hals erhaltener Zähne herumgezogen ist. — Platten, die zumeist einem ganzen Kiefer Zahnersatz bieten sollen, sind an ein Kautschukgewölbe angesetzt, das sich durch Ansaugen am Gaumen, bezw. an der Unterkieferrückseite festhält und sich auf den knöchernen Zahnfortsatz der Kiefer stützt. Die Gebisse sind fast durchweg, künstlerisch betrachtet, schlecht, weil die Zähne viel zu gleichmäßig sind; normale Zähne, die ja nachgeahmt werden sollen, sind in ihrer Form und Stellung zueinander, sowie auch in ihrer Farbe, ganz außerordentlich verschiedenartig, eine Eigenschaft, die im Gebiß bisher merkwürdigerweise noch nie nachgebildet ist. — Soweit die Darlegungen über die Mundhöhle mit ihren verschiedenen Besonderheiten und dem Geschmacksorgan! Zeichnerisch Wichtiges findet sich am Schlusse dieses Kapitels.

Das vierte „Gesichtsorgan" ist das Ohr. Den äußeren Teil, der mit der Funktion wohl nur indirekt als Schalltrichter zu tun hat, nennt man ja die Ohrmuschel, deren auffallende Größe bekanntermaßen dem Gesichte eine gewisse Lächerlichkeit und Pfiffigkeit verleiht, deren Kleinheit als schön gilt; die Muschel zeichnet sich durch ihre mannigfache, wenn auch für den Sachkundigen ziemlich regelmäßige Form aus; der großen, das Ohr gewissermaßen umrandenden Muschelleiste entspricht, weiter nach dem Ohreingang zu liegend, eine kleinere, nach oben verzweigte Gegenleiste, die ihrerseits wieder einen kleinen Ohrvorraum umgibt; gestützt wird das Ganze durch teils hyaline, teils faserige Knorpel; das unten anhängende, vielfach auch zu einem kleinen Hautläppchen verkrüppelte Ohrläppchen entbehrt jeder Stütze, wenn man das darin liegende Fettgewebe nicht als solche ansehen will. — Das übrige Ohrorgan liegt im Schläfenbein, dessen innerster Teil als Felsenbein (so genannt wegen seiner enormen, schon beim Neugeborenen überraschenden Härte) das innere Ohrorgan beherbergt. — Der leicht gekrümmt verlaufende Gehörgang reicht, von einer besonderen Knochenlamelle umschlossen und an seiner häutigen Wand mit Ohrschmalzdrüsen und reichlichen Haaren ausgestattet, bis an das Trommelfell; letzteres ist eine völlig abschließende, dünn radiärgestreifte Membran, die den Gehörgang vom sogenannten Mittelohr trennt. Letzteres stellt den weiten, mit Nebenhöhlen (Warzenfortsatz-Zellen) versehenen Hohlraum dar, der mit der Mundhöhle durch die sogenannte Eustachische Trompete, einen von Muskeln umschlossenen Gang, mit dem Nasenrachenraum in freier Verbindung steht; im Mittelohr liegen die Gehörknöchelchen (Hammer, Amboß, Steigbügel), welche, vom Trommelfell zum inneren Ohr führend, die Schalleitung übertragen, wobei die Mittelohrhöhle als Resonanzboden wirkt. Das innere Ohr, eingebettet im Felsenbein, ist ein überaus kompliziert gebautes Organ, besteht aus Schnecke und Labyrinth mit Bogengängen, erstere wohl nur der Hörfunktion, letzteres wohl nur der Gleichgewichtsfunktion dienend. Mit beiden Teilen des inneren Ohres steht je ein großer Hirnnerv in Verbindung (der Hörnerv und der Gleichgewichtsnerv); weitere Einzelheiten würden den Künstler zu weit führen. Soweit über das Gehör- und Gleichgewichtsorgan!

Zum Schlusse dieses Abschnittes, dessen Einzelheiten vielleicht etwas zu weitgehend erscheinen mögen, noch einige Bemerkungen über die zeichnerischen Hülfsmittel der Gesichtsorgane, letztere sind andeutungsweise bereits im Eingang des vorigen Kapitels erläutert: Die Gleichheit der Lidspaltenlänge mit der Entfernung beider inneren Augenwinkel von einander wurde schon betont; teilt man nun weiter noch die Lidspaltenlänge in drei Teile, so ergibt sich damit die größte Breite der Iris; von der Seite gesehen, überragt das Oberlid etwas das Unterlid. Die Iris wird vom Oberlide immer überdeckt, während das Unterlid meist mit dem Hornhautrande abschließt, es sei denn, daß das Auge stark nach aufwärts blickt, wobei dann die Lederhaut noch unterhalb zu erkennen ist. — Die Nase, deren Breite oft genau der Distanz zwischen dem inneren Augenwinkel, also auch der Lidspaltenlänge, zu entsprechen pflegt, ragt meist mit der Spitze und der Nasenscheidewand, welch' letztere gelegentlich übrigens auch zäpfchenartig nach unten heraushängen kann, also, von vorn gesehen, etwas tiefer als der Ansatz der Nasenflügel liegt, heraus. Die größte Höhe der Nasenlöcher liegt bei dieser Stellung an der normalen Nase genau in der Mitte zwischen Nasenspitze und -flügelansatz. — Die sonst bekannten Hülfsmittel zur Darstellung des Mundes sind m. E. nicht ganz zutreffend, da die früher bezeichnete schmalsenkrechte Einsenkung der Oberlippe selten ein Drittel der Mundbreite einnimmt, meist viel weniger. Dagegen soll betont sein, daß nicht selten die Entfernung der Mundwinkel von einander der Pupillendistanz entspricht, daß ferner die Oberlippe gegen die Unterlippe, wie ja auch das Oberlid gegen das Unterlid, etwas hervortritt. — Das äußere Ohr wird am besten zunächst durch die Zeichnung eines schrägliegenden Eies dargestellt, in das man eine nach oben und hinten liegende arabische Fünf (5) einzeichnet; dadurch wird die Lage der beiden Muschelleisten bestimmt, womit sich das Übrige leicht von selbst ergibt.

VI. Gehirnschädel mit Gehirn.

Bevor über die bei der Gesichtsbeschreibung noch fehlenden Weichteile, insbesondere die Muskeln, abgehandelt wird, halte ich es für richtiger, zunächst über den sogenannten Gehirnschädel mit dem darin liegenden Gehirn einiges zu berichten, so daß damit alle, das Ganze überziehenden, schlecht zu trennenden Weichteile und damit auch die zusammengehörigen Kopf- und Gesichtsmuskeln im Zusammenhang besprochen werden.

Als Gehirnschädel bezeichnet man, in gewissem Gegensatz zu dem bereits besprochenen Gesichtsschädel, die Summe der Knochen, die die Schädelhöhle und damit das Gehirn und das sogenannte verlängerte Mark umschließen; es ist also hier ein allseitig umschlossener Hohlraum vorhanden, der nur eine nach unten zu führende, fast kreisrunde, lochartige Öffnung von etwa $2^1/_2$ cm Durchmesser hat, durch welche das Gehirn als Fortsatz nach unten das Rückenmark hindurchschickt. — Die umschließenden Knochen sind nicht raummosaikartig, wie beim Gesichtsschädel, sondern plattmosaikartig zusammengesetzt, so daß also die Knochenoberfläche durchaus parallel zur Innenfläche verläuft. Beschrieben sind bereits die Stirnbeine, an die sich nach hinten das Keilbein anschließt, hinzu kommen nach oben die nahezu rechteckigen Seitenwandbeine und nach seitlich die gleichzeitig mit den Felsenbeinteilen (s. o. bei Beschreibung des Ohres) stark nach innen vorspringenden Schläfenbeine, deren äußerlich liegender runder Schläfenteil auch als Schuppe bezeichnet wird. Nach hinten zu als Abschluß liegt dann das sowohl nach oben, wie nach den Seiten, wie nach unten vorn reichende, durchlochte Hinterhauptsbein, welches also oben an die Seitenwandbeine, seitlich an die Schläfenbeine und vorn unten an das Keilbein angrenzt. — Auch in Laienkreisen werden häufig die Namen der sogenannten Schädelnähte erwähnt, das sind vielfach nahtartige, mehr oder weniger stark geschlängelte, dichte Grenzlinien der Knochen; wir kennen die Kranznaht zwischen Stirn- und Seitenwandbein, ferner die Pfeilnaht oben auf der Höhe des Schädels zwischen beiden Seitenwandbeinen und endlich die Lambdanaht zwischen Hinterhaupts- und Seitenwandbein, die die Form des griechischen Buchstabens Lambda (λ) hat. Alle Schädelknochen sind ausgesprochen platte Knochen mit zwei Knochenlamellen, der äußeren Tafel und der inneren oder (wegen ihrer Sprödigkeit) glasartigen

Tafel; auch zwischen ihnen liegt Knochenmark, wie im Innern aller Knochen. Erwähnt wurde schon, daß das neugeborene Kind zwar kleine Schädelknochen besitzt, daß diese aber trotzdem eine unverhältnismäßig große Gehirnmasse fassen können, weil die kleinen Knochen durch Bindegewebslamellen zusammen gehalten werden; diese Einrichtung ermöglicht durch Übereinanderschieben der Knochen eine Volumensverkleinerung des Kopfes während des Geburtsaktes; an den Knochenecken sind die Bindegewebsfelder naturgemäß besonders groß und heißen hier Fontanellen; die größte ist inzwischen den Stirn- und Seitenwandbeinen als große Fontanelle, eine kleinere zwischen letzteren und dem Hinterhauptsbein als kleine Fontanelle gelegen; die ganz kleinen Fontanellen, welche in der Gegend des Schläfenbeines liegen, sollen nicht einzeln besprochen werden; alle Fontanellen schließen sich durch Knochenanbau bis zum Ende des ersten Lebensjahres, nur bei der englischen Krankheit tritt dieser Zeitpunkt später ein.

Nach diesen Einzelheiten mag der Gehirnschädel als Ganzes besprochen werden, und zwar natürlich nur insoweit, als es den Künstler interessieren muß; außer den bereits oben erwähnten markanten, sich mehr oder weniger stark ausprägenden Stirnbeinhöckern, erhebt sich in der Mitte des Hinterhauptsbeines in der Mittellinie der Hinterhauptshöcker, der immer gut sicht-, oder wenigstens fühlbar ist, oberhalb liegt zuweilen noch ein zweiter solcher, aber viel niedrigerer Höcker. Von beiden ziehen nach seitlich leistenartige Erhebungen, die als obere und untere Nackenlinie bezeichnet werden. Eine weitere große Erhebung liegt jederseits hinter der Ohrmuschel als Warzenfortsatz der Schläfenbeine, in welchen zahlreiche kleine, mit dem Mittelohr in unmittelbarer Verbindung stehende Knochenhöhlen, genannt Knochenzellen, liegen; sie spielen bekanntlich bei der Mittelohreiterung eine bedeutsame, für den Träger solcher Erkrankung höchst unangenehme Rolle und sind für den Chirurgen die Stelle des operativen Zugangs zum vereiterten Mittelohr; so sind ja auch die so häufig zu beobachtenden tiefen Haut-Knochennarben aufzufassen.

Der verschiedenen Größe der einzelnen Schädelknochen entsprechend, ist bekanntlich die Größe und Form des ganzen Schädels durchaus wechselnd. In unseren Breitegraden allerdings wechselt die proportionale Schädelgröße im allgemeinen beim Erwachsenen relativ wenig; besonders kleinköpfige Leute finden sich unter den Idioten, auch bei gewissen, allerdings dem Aussterben nahen Rassen, z. B. den Azteken, deren Gehirnschädel nicht nur klein, sondern auch nach hinten unten, hinter dem Gesichtsschädel, also ähnlich wie bei vielen Säugetieren (z. B. den Hunden) verlagert ist. Große Gehirnschädel finden sich bekanntlich als Wasserköpfe bei vielen Idioten, aber auch bei sonst wohl gebildeten, sich nicht selten sogar geistig über das Niveau erhebenden Menschen; die Ursachen dieser Erscheinung werden später besprochen. — Der sehr viel wechselvolleren Form nach unterscheidet man, von der Seite gesehen, Lang- und Kurzschädel, neben dem sogenannten Turmschädel, dessen Name den eigenartigen Aufbau genügend charakterisiert; von vorn betrachtet, kann man den Breitschädel von dem, von seitlich oder von oben wie zusammen gedrückt erscheinenden Plattschädel trennen; doch ist mit diesem Namen nicht hinreichend Genaues gesagt, da oft auch Asymmetrien, oft auch ganz unverhältnismäßige Hökkerungen und Eindellungen vorkommen, welche übrigens vielfach auf Besonderheiten des Geburtsaktes zurückzuführen sind. Ein einheitliches Schema kann es deshalb nicht geben, da jede Ebene im Raum einen anderen Schädelquerschnitt zeigen wird. Leidlich übersichtlich ist höchstens der von den Hutmachern viel gebrauchte, sogenannte Schädelumfang, die Begrenzung einer Ebene, die etwa der Grenze der gut „passenden" Kopfbedeckung entspricht, die also beim Manne etwa zwei Querfingerbreit oberhalb des oberen Ohransatzes und über die Mitte der Stirn verläuft; dadurch bekommt man dann Querschnitte, die etwa Langform, Rundform, Eiform oder Breitform haben. Die Wirklichkeit hält sich natürlich nicht an solche Schemen. Soweit über die Knochen des Gehirnschädels!

Wenn nun über seinen Inhalt, das Gehirn und seine Anhänge eine kurze Darlegung folgt, so bin ich mir zwar dessen bewußt, daß dies weniger den Künstler interessiert, doch sind an mich im Laufe der praktischen Übungen und nach den Vorlesungen oft diesbezügliche Anfragen gerichtet, so daß ich mich verpflichtet sehe, auch auf diese Dinge kursorisch einzugehen:

Im Innern ist die Schädelhöhle ausgekleidet mit der sogenannten harten Hirnhaut, die aber gleichzeitig auch stellenweise nach Innen zu in hohen, schmalen, faltenartigen Blättern abgehoben ist und so mehrere Fächer im Innern des Schädels bildet; diese Fächer stoßen in der Mitte nicht zusammen, sondern lassen einen breiten, offenen, zentralen Hohlraum. In ihm liegen, von einander abgesondert, die beiden Großhirn-Hälften (nach rechts und links) und das Kleinhirn (nach hinten, unten); diese Hirnteile treffen also in der Mitte zusammen, und zwar im Mittelhirn, das sich nach hinten in den sogenannten Hirnstamm und das verlängerte Mark (gleichzeitig als Anfang des Rückenmarks) fortsetzt. Die Gesamtgehirnsubstanz ist eine Einheit, zusammengesetzt, wie oben beschrieben, aus Zellen und Fasern. Sie ist überzogen von den beiden weichen Hirnhäuten, nämlich einer äußeren, feinmembranartigen, in der viel Lymphspalten liegen, und einer inneren, stark gefäßreichen Umhüllung, die beide das Hirn usw. allseitig umschließen, sich auch durch bestimmte Löcher und Falten ins Hirn, bezw. dessen Höhlen einsenken und besonders dort, aber auch nach außen, mit der Zirkulation der Hirnflüssigkeit, dem sobenannten Liquor, in enger, osmotischer Verbindung stehen; mit dieser Flüssigkeit sind besonders die Hirnhöhlen erfüllt, letztere sind ziemlich weite Hohlräume, von denen sich je einer, übrigens mit Verzweigungen, in jeder Großhirnhälfte, ein dritter in der Mittelebene des Gehirns, gleichzeitig als Verbindungsstück (Wasserleitung) nach hinten unten, und ein vierter im verlängerten Marke, als sogenannte Rautengrube, findet. Diese Höhlen können beim „Wasserkopf" hochgradigst erweitert sein. — Das Hirn selbst stellt nun stellenweise eine mehr nervenzellige, andernorts mehr nervenfaserige Substanz dar, von denen die erstere als Nervenzentren, letztere als Nervenbahnen bezeichnet wird. Isolierte Nervenzentren, die gleichzeitig natürlich Umschaltungszentren (s. o.) sind, liegen besonders an der Hirnrinde, dann aber auch im Innern, besonders des Kleinhirns und des verlängerten Markes. Hirnrindenzentren sind vornehmlich Bewegungszentren, d. h. solche für die Vermittlung von Bewegungen, etwa des Beines, des Armes, des Kehlkopfes (also der Sprache) usw., sie liegen besonders in der Gegend etwas oberhalb der oberen Ohransätze, und zwar so, daß für die rechte Körperseite die linken Zentren, für die linke Körperhälfte die rechten Zentren verantwortlich zu machen sind; das Sprachzentrum liegt links; die Leitungsbahnen sind sämtlich gekreuzt; somit werden Zerstörungen (etwa durch Hirnblutung) der rechtsseitlichen Hirnrindensubstanz zu Lähmungen links, solche der linksseitigen Hirnrindensubstanz zu Lähmungen rechts, sowie zu Sprachlähmungen führen, eine auch in Laienkreisen vielfach bekannte Tatsache. — Die Zentren im verlängerten Mark, die man auch Kerne nennt, dienen hauptsächlich höheren Funktionen, wie dem Hören und der Gleichgewichtsfunktion, dem Schmecken, den Augen-, Zungen- und Gesichtsbewegungen usw. Diese Dinge sollen aus naheliegenden Gründen nicht eingehender besprochen werden. Die Beschreibung der Nervenbahnen, von deren Kreuzung bereits oben die Rede war, soll ebenfalls nur kurz erfolgen: Sie liegen einmal, von der rechten zur linken Seite führend, im sogenannten Balken, jenem Verbindungsstück zwischen rechter und linker Großhirnhälfte, dann aber gehen die Hauptbahnen abwärts an der Vorderseite des verlängerten Markes, indem sie hier auch vom Kleinhirn seitliche Leitungsbahnen, mit Hülfe der sogenannten Brücke, aufnehmen. Auch hier muß ich auf Einzelheiten verzichten.

Nur muß hier noch, weil häufig diesbezügliche Anfragen zu kommen pflegen, darauf hingewiesen werden, daß die besondere Größe eines Hirnteiles, bezw. eines Zentrums, nicht etwa vergesellschaftet zu sein braucht mit einer Vorbucklung des knöchernen Schädels an dieser Stelle, so daß man also aus der Schädelform nichts über die Beschaffenheit des Gehirnes aussagen kann, daß somit auch in besonders großen knöchernen Schädeln kein besonders großes Gehirn zu liegen braucht, und daß, selbst wenn solches vorhanden ist, nicht unbedingt auch Großhirnigkeit mit geistiger Größe verbunden sein muß, was in Laienkreisen so gern angenommen wird, aber nur für wenige Fälle zutrifft.

Wichtig erscheint mir endlich hier eine Besprechung der äußeren Bedeckung des knöchernen Gehirnschädels: Diesem unmittelbar aufliegend, ist natürlich eine Beinhaut vorhanden, welche hier sehr fest und dick zu sein pflegt, darüber liegt nach außen die gegen die Beinhaut stark verschiebliche Kopfschwarte an, eine sehnig-bindegewebige Membran, die kappenartig über die obere Schädelkalotte herübergezogen ist, man kann sie als das sehnige Ende mehrerer, kleiner von hinten, vorn und von den Seiten kommender Muskeln, die unten zu besprechen wären, auffassen; die Schwarte schützt durch ihre derb-elastische Beschaffenheit den Schädel, etwa beim Tragen von Lasten. — Mit letzterer besonders fest und wenig verschieblich verwachsen ist die Kopfhaut. Diese zeichnet sich ja durch einen meist sehr beträchtlichen, am übrigen Körper unerreichten Haarwuchs aus; über Glatzenbildung ist bereits früher berichtet, ebenso über die Haarfarbe, insbesondere das Greiswerden. Hingewiesen mag sein auf die „Wirbel“-Bildung des Haares: Zumeist liegt ein solcher Wirbel in der Gegend etwa der ehemaligen Hinterhauptsfontanelle, zuweilen liegt aber auch, unter Fortfall des erwähnten, jederseits dieses Punktes ein Wirbel, gar nicht selten findet sich auch ein weiterer Wirbel dicht oberhalb der Stirn an einer, ja sogar an beiden Seiten, eine Eigenschaft, die oft vererbt wird, und die dann dem Träger einen gewissen kecken, sehr charakteristischen Zug verleiht. Schweißdrüsen sind am behaarten Kopfe nicht sonderlich reichlich, davon macht nur die Haargrenze an der Stirn und im Nacken eine bemerkenswerte Ausnahme, was man ja an der Schweißsekretion jüngerer Leute zuweilen so deutlich bemerken kann. Haarbalgdrüsen sind jedoch naturgemäß sehr reichlich vorhanden; sie werden übrigens wie jene im Alter kleiner und schwinden bei Glatzenbildung nahezu völlig.

Soweit über den Gehirnschädel! Es fehlt hier nur noch die Beschreibung der Kopfmuskulatur, die im Zusammenhang mit der mimischen Gesichtsmuskulatur wegen der Zusammengehörigkeit dieser Muskeln hierunter mit besprochen werden soll.

Zeichnerisch wichtig ist nach meinen Erfahrungen bei Darstellungen des Gehirnschädels ein Entwerfen des ganzen Kopfes, bevor man Einzelheiten, etwa das Ohr oder die Nase, einzeichnet, da sonst dauernd Mißverhältnisse der einzelnen Teile unvermeidlich sind.

VII. Die (übrigen) Weichteile des Kopfes.

Nahezu am bedeutungsvollsten wird dem nur praktisch arbeitenden Künstler das jetzt folgende Kapitel erscheinen, obwohl es nur in Verbindung mit dem vorigen gewissen Wert besitzt. Denn was nützt z. B. die beste Kenntnis der Gesichtsweichteile, etwa der Einzelheiten der Gesichtshaut und -Muskulatur, wenn die Knochenkenntnis fehlt! Es gehört eben alles zu einander; eine nicht nur praktische Gewandtheit, sondern ein exaktes Studium, wie es bereits Michelangelo bekanntlich trieb, muß einer naturwahren und auch der künstlerisch freien Darstellung vorausgehen, bezw. mit ihr Hand in Hand gehen, sonst bleibt die große Wirkung auf den Beschauer aus.

Zu den Gesichtsweichteilen zählt man natürlich einmal die Gesichtshaut, dann ihr Unterhautgewebe, ferner die Gesichts- bezw. mimische Muskulatur, der sich dann noch die Kiefer- oder Kaumuskulatur angliedert.

Die Gesichtshaut neigt bekanntlich zur Faltenbildung. Sie zeichnet sich mehr als die übrige Körperhaut durch ganz besonders große Dickenverschiedenheiten aus: Die Stirn- und Wangenhaut ist gröber als die Nasen-, Lid- und auch Ohrhaut, sie ist aber feiner als z. B. diejenige über den ganzen Unterkiefer und diejenige am behaarten Kopfe und Nacken, und damit ist es schon verständlich, daß es in erster Linie die Nasen- und Lidhaut ist, die zur Faltenbildung neigt (die Ohrhaut kommt wegen ihrer festen Verwachsung mit dem Ohrknorpel dafür nicht in Frage), daß in zweiter Linie erst die Stirn- und Wangenhaut dazu neigen wird, daß aber Unterkiefer-, Kopf- und Nackenhaut niemals feine Hautfalten aufweisen wird. — Des weiteren ist Faltenbildung ja stark abhängig von dem betr. Lebensalter: Ein glattes Gesicht pflegen die Jugendlichen etwa bis zum 25. Lebensjahr zu haben; die weibliche Haut neigt, obwohl meist dünner, weniger zur Faltenbildung als die männliche, die zu dieser Zeit schon „markante" Züge aufweisen kann, so vornehmlich eine recht tiefe Nasolabialfalte (s. o.), jene von dem Nasenwinkel nach unten außen um die Mundwinkel herumziehende Linie, dann auch einige feinere Falten über und unter dem Auge und in den äußeren Lidwinkeln und sogar schon an der Stirn; letztere nehmen besonders in der Zeit vom vierzigsten bis zum sechzigsten Lebensjahr zu, sowohl an Tiefe, wie an Reichlichkeit; darüber hinaus werden die schon angedeuteten Furchen sehr tief, sind in ihrem Verlaufe nicht mehr so stark gewölbt und gebogen, sondern werden auffallend gerade, starr und weniger von der Muskeltätigkeit beeinflußt. In ganz hohen Lebensaltern glätten sich zuweilen die Falten merklich aus, so daß Neunzigjährige oft wieder auffallend glatte Gesichtszüge haben können. Die Faltenbildung ist drittens dann abhängig von gewohnheitsmäßiger, vielfach einseitiger Tätigkeit bestimmter Muskelgruppen des Gesichts, wodurch die betr. Partie der überziehenden Haut allein mit Falten versehen wird, so entstehen etwa nur senkrechte Stirnfurchen bei dauerndem, übermäßigem Zusammenziehen der Augenbrauenrunzler, so reiche Lidrunzeln bei Gewöhnung, in grellstem Lichte zu arbeiten, etwa in den Tropen, so entstehen einseitige Stirnfalten bei gewohnheitsmäßigem Hochziehen einer Augbraue, so auch endlich eine auffallend breite Mundpartie mit seitlichen Runzeln in den Mundwinkeln bei gewohnheitsmäßigem Zusammenziehen der Trompetermuskel (s. u.).

Die Stärke des Unterhautgewebes spielt für das Aussehen des Gesichtes eine weit größere Rolle als der Laie denkt. So kann z. B. bekanntlich die leiseste, schnell entstandene Wasseransammlung im Unterhautgewebe des Gesichts (z. B. bei Nierenerkrankungen doppelseitig, oder bei Zahnerkrankungen einseitig) stark entstellen. Die chronischen Veränderungen der Unterhautgewebsdicke sind nicht so ins Auge springend; doch ist bekannt, daß Abmagerung, ebenso wie starke Gewichtszunahme sich im Gesicht deutlich dokumentiert, so daß es Unbeteiligte, zumal, wenn sie den hiervon Befallenen lange Zeit nicht gesehen haben, oft ungefragt im ersten Augenblicke des Wiedersehens erstaunt aussprechen. Besonders sinnfällig wird diese Tatsache bei Krankheiten und nach gewissen medizinischen Kuren, und daß in beiden Richtungen so also ein Zuviel, wie auch ein Zuwenig, zuweilen krankhaft, zuweilen auch ein Erfolg intensivster nützlicher Behandlung, sein kann; so ist der Erfolg der sogenannten Steinach'schen Verjüngungsoperation vielfach auf ein Reduzieren des wasserreichen, schlaffen Gesichtsunterhautgewebes zurückzuführen. — Dieses besteht nun hier, wie andernorts, meist weniger aus Wasser, als vor allem aus polsterndem Fettgewebe, das oft sehr reichlich, besonders in den Wangen und in den Augenhöhlen gelagert, zuweilen aber auch völlig, bis auf etwas Augenhöhlenfett, geschwunden ist. Durch beide Extreme entstehen gelegentlich hochgradigste Abweichungen der für das gesunde Gesicht charakteristischen Züge; hochgradiger Fettansatz macht es wohl noch unkenntlicher, besonders in der unteren Gesichtshälfte, als skelettartige Abmagerungen, wovon man sich im praktischen Leben leicht überzeugen kann.

Die Gesichtsmuskulatur verlangt, da sie für den Künstler sehr wichtig ist, eine sehr eingehende Besprechung. Sie liegt meist in einer Lage oberflächlich, nur an den Schläfen kann man zwei, an den Wangen sogar drei verschiedene Muskellagen untereinander unterscheiden, die allerdings von einander durch Binde- und Fettgewebe getrennt sind; alle Muskeln haben, mehr oder weniger, mit der Mimik zu tun, so daß sie zunächst einzeln vor jener besprochen sein müssen: Was zunächst die Bewegung der obenbeschriebenen Kopfschwarte anlangt, so geschieht sie einmal durch den an der Stirnpartie liegenden, an den Augenbrauen und an der Nasenwurzel ansetzenden und in senkrechten Fasern nach oben ziehenden Stirnmuskel einerseits (wodurch an der Stirnhaut wagerechte Falten entstehen können), durch den ihm entsprechenden, in gleicher Faserrichtung verlaufenden, tief im Nacken ansetzenden Hinterhauptsmuskel andererseits; durch Zug des vorderen Muskels geht die Schwarte nach vorn, durch den des hinteren nach hinten, durch den Zug beider wird die Schwarte sehr straff gespannt, so daß sie als außerordentlich feste Kappe die ohnehin starke knöcherne Schädeldecke noch widerstandsfähiger, etwa für Traglasten, macht. In dieser Tätigkeit kann sie seitlich noch durch gleichzeitige Anspannung der Ohrmuskeln unterstützt werden; doch treten letztere, obwohl beim Menschen nur unentwickelt (vergl. Tiere, besonders Huftiere), auch zuweilen isoliert in Tätigkeit; wir unterscheiden einen vorderen, einen oberen und einen hinteren Ohrmuskel, kleine Muskelchen, die eine gewisse, allerdings nicht sonderlich ausgedehnte Bewegung der Ohrmuschel nach den entsprechenden Richtungen gestatten. — In der Augenpartie liegt als zweite Kopfmuskelgruppe an der Oberfläche, also dicht unter der Liderhaut, der Ringmuskel des Auges, der den Lidschluß und gleichzeitig eine leichte Einwärtsstellung des äußeren Lidwinkels besorgt; seine am meisten der Stirn zu, also unter den Augbrauen, liegenden Fasern, die an der Nasenwurzel ansetzen, bewirken als Augbrauenrunzler ein Zusammentreten der Brauen, wodurch an der Stirn, in der Nähe der Mittellinie, senkrechte Falten entstehen. — In der Nasenpartie liegen seitlich als dritte Kopfmuskelgruppe je drei ganz kleine, fächerförmig sich um den Nasenflügel verteilende Muskelchen, die die Nasenflügel blähen können, was von geübten Leuten zur Erreichung eindrucksvoller Mimik vielfach verwandt wird. — Am bedeutungsvollsten ist wohl die Muskeltätigkeit der Mundpartie, als vierte Gruppe: Oberflächlich liegen hier an den Mundwinkeln sechs, fächerförmig angeordnet, kleine vom Jochbogen, sowie vom Kinn kommende Muskelchen, die den Mundwinkel hoch-, bezw. herabzuziehen imstande sind; die Fasern des letzteren gehen vielfach in den oberflächlichen Halsmuskel (Platysma s. u.) über. Unter dieser Muskelgruppe liegt dann übrigens, in dem Mundwinkel mit den Enden der kleinen Muskeln verflochten, der Ringmuskel des Mundes, der den Lippenschluß besorgt; unter ihm liegt dann noch nach oben ein kleiner Oberlippenheber, nach unten ein ganz kleiner Unterlippensenker. Die erwähnten kleinen Mundwinkelmuskeln, die also nur Bewegungen nach oben und unten gestatten, werden bei energischen Seitwärtsbewegungen der Mundwinkel wesentlich unterstützt durch den tiefsten kräftigen sogenannten Trompeter-

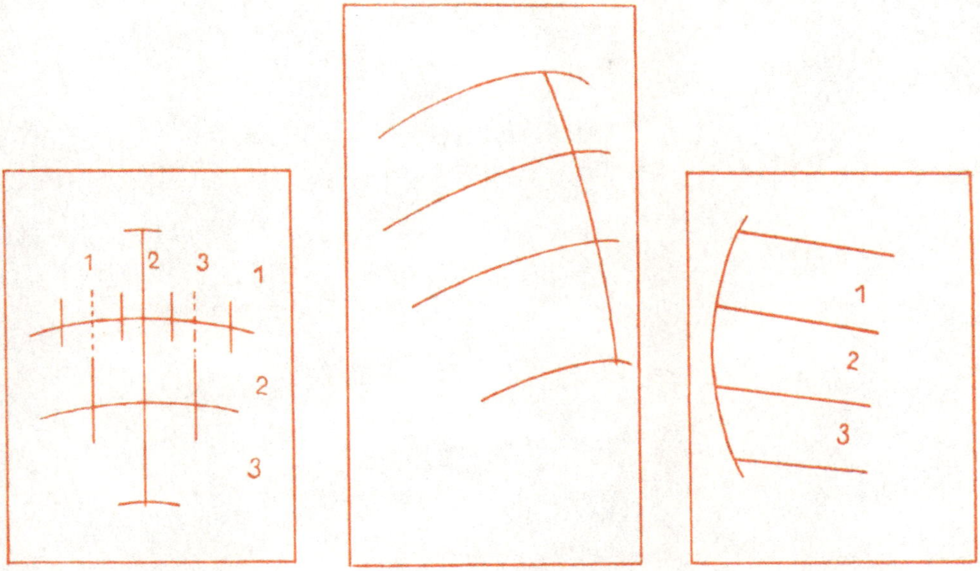

Gesichtshülfslinien, sowie normale und abnorme Gesichtsteilungen.

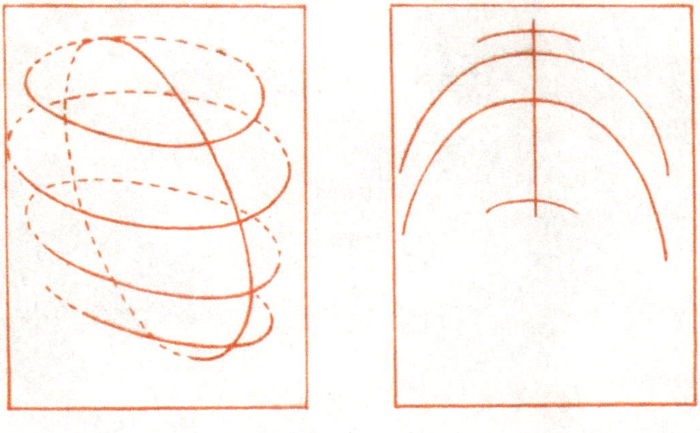

Konstruktion von zueinander zuweilen parallelen, zuweilen exzentrisch liegenden Ellipsen.

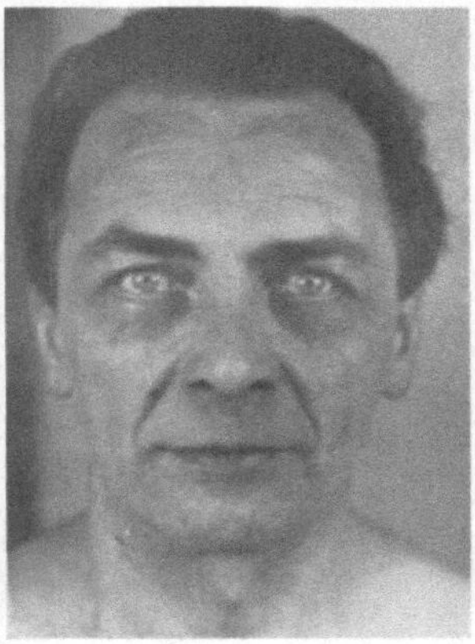

a

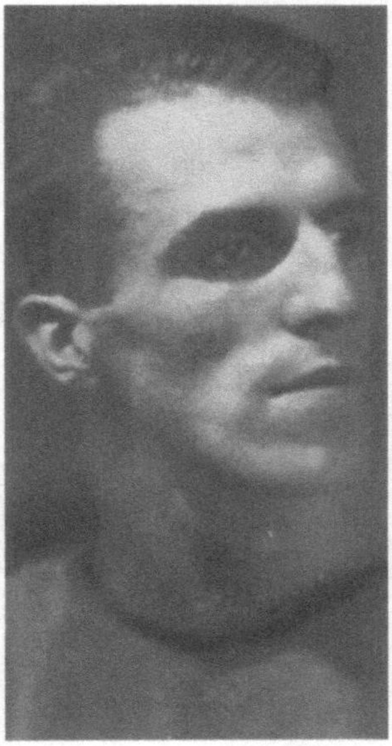

b

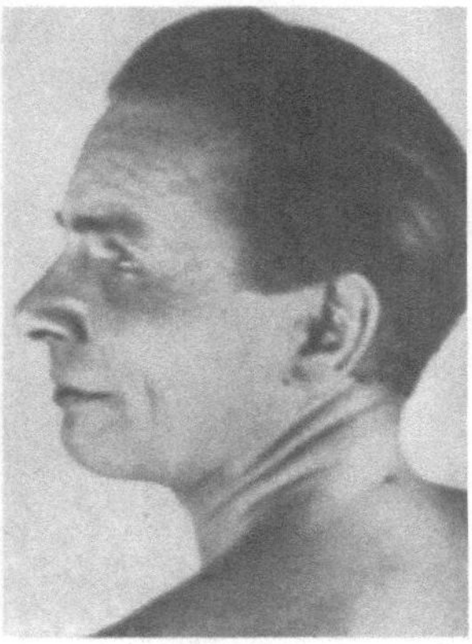

c

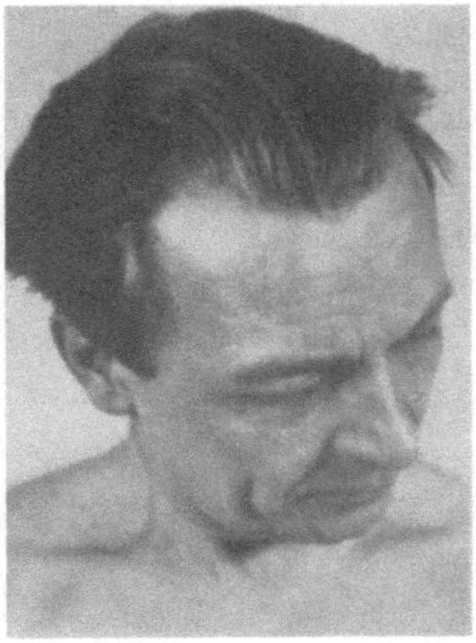

d

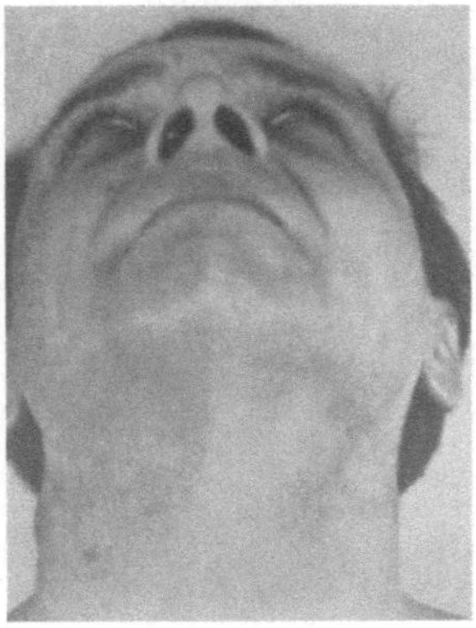

e

Gesichtsbesonderheiten und zeichnerische Hülfsmittel für die Gesichtsdarstellung.

a) Tiefe Nasolabialfalte. Wangengrübchen, Normalmaße. b) Höckernase, Großkiefrigkeit, tiefe Augenlagerung. starkes Hervortreten der Jochbogen, Kinnspaltung, Ohrkleinheit. c) Kurznase, große Mund- und Stirnpartie. großes Ohr, Wangengrube, Rundkinn, Speckfalten am Halse. d) Verschiebung der Gesichtslinien bei Blick nach unten seitlich. e) Verschiebung der Gesichtslinien bei Blick nach oben, Einblick in die Nasenlöcher.

(Aufnahmen a. c. d. e eigene; b von Hedwig Albrecht, Hamburg.)

muskel, der bandartig vom Mundwinkel gegen die Innenseite des aufsteigenden, gleichseitigen Unterkieferastes führt; die Wirkung ist eine nur wenig nach oben gerichtete, also zumeist seitliche und, wie gesagt, sehr kräftige; den Namen des Trompetermuskels hat er davon, daß er bei der Ausführung seiner Tätigkeit die durch Luft aufgeblähte Mundhöhle, natürlich bei Abschluß aller übrigen Mundzufahrtswege, zu verkleinern imstande ist. — Als fünfte Gruppe der eigentlichen Kopfmuskeln verdient der Kauapparat eingehende Berücksichtigung: Der meist gebrauchte Muskel für diese Funktion ist der äußere Kaumuskel, Masseter genannt, der von der vorderen, seitlichen Partie des Jochbogens leicht nach hinten abwärts zum Kieferwinkel verläuft. Er wird in seiner Tätigkeit im Bedarfsfalle durch den Schläfenmuskel unterstützt, welcher, durch eine starke Faszie von den davor liegenden kleinen Ohrmuskeln getrennt, über der knöchernen Schläfenbeinschuppe liegt und gegen einen dornartigen, vor dem Gelenkfortsatz des Unterkiefers liegenden knöchernen Vorsprung des aufsteigenden Unterkieferastes hinzieht. Beide genannten Muskeln sind bei starkem Zusammenpressen der Kiefer gut fühlbar, treten auch bei muskelstarken Menschen, besonders Männern, beim Essen stärker sichtbar, hervor; beide bewirken nur das Schließen der Kiefer, während das viel weniger Kraft erfordernde Öffnen durch Mundboden =, bezw. Halsmuskulatur erfolgt. Mahlende Bewegungen werden vermittels zweier schräger, ganz tief liegender, für den Künstler unwichtiger, sogenannter Flügelmuskeln ausgeführt. — Damit ist die Gesichtsmuskulatur genügend erörtert; es bleibt noch die Aufgabe, sich an Hand dieser Darlegungen über die Mimik und deren Darstellung zu orientieren.

Abgesehen von der ja oft übertriebenen, grotesken, willkürlichen und erlernbaren mimischen Arbeit der Schauspieler, ist die alltägliche Mimik zum größten Teil unwillkürlich und ein Zeichen gemütlicher Stimmungen. Wenn auch der Grad dieser Tätigkeit von Mensch zu Mensch verschieden und diejenige des Weibes zumeist reger ist, als die des Mannes, so gibt es doch gewisse Einheiten dieser Ausdrucksformen, von denen man zweckmäßig vielleicht drei verschiedene Arten unterscheiden kann:

Sie sind erstens das indirekte Zeichen des subjektiven, lustbetonten (Freudigkeit, Lächeln, Lachen) oder des unlustbetonten (Traurigkeit, Abscheu, Weinen, Raserei) Affektes, d. h. der Konzentrierung auf das Ich; zwischen beiden Extremen gewissermaßen steht dann andererseits eine direkte, nur auf das Objekt gerichtete Mimik (Gleichmut, Stumpfheit, Aufmerksamkeit, Nachdenklichkeit) d. h. die Konzentrierung auf die Umgebung; und drittens kann sich, und das macht eine weitere einheitliche anatomische Darstellung unmöglich, in der Mimik gleichzeitig die direkte Einstellung auf das Objekt mit der indirekten des Empfindens gegen das Objekt zeitlich sehr eng verbinden (freudige Erwartung, Verwunderung, Verachtung, Schrecken).

Allseitig bekannt ist das übliche Darstellungsschema der mimischen Extreme, der Ruhe durch horizontale Andeutung der Augen, der Nase und des Mundes, der Traurigkeit durch von der Mittellinie abwärts strebende Linien, der Freude durch von ihr aufwärts gerichtete Striche. — Dieses höchst einfache, grobe Hülfsmittel darf natürlich nicht kritiklos hingenommen, sondern muß mit der Wirklichkeit verglichen werden, wobei dem jeweiligen Grad des Affektes Rechnung zu tragen ist: Ein Lächeln dokumentiert sich durch Glättung der Stirn, durch Verkleinerung der Lidspalten, durch geringes Höhertreten der äußeren Lidwinkel, wobei gleichzeitig die ganze Wange gehoben wird; beim Lachen ist die Muskeltätigkeit stärker, die Lidspalte wird noch kleiner, und durch stärkeres Heben der Wange wird die Nasolabialfalte(s. o.) zur meist S-förmig gewundenen, seltener geraden, immer stark vertieften Furche, wobei oft auch der Mund geöffnet, und die Zähne, nicht selten auch die Zunge gezeigt wird; übertriebenes, hochgradiges Lachen führt noch zur Bildung von Wangenfalten, die der vertieften Nasolabialfalte parallel laufen, sowie zum weiten Öffnen des Mundes. Vergleicht man mit diesen Tatsachen die obigen Ausführungen über die Gesichtsmuskulatur, so wird man unschwer einsehen, daß bei lustbetontem Affekte zumeist die nach oben ziehenden und an der oberen Gesichtshälfte liegenden Muskeln, inklusive des Trompetermuskels neben dem Ringmuskel des Auges, eine Rolle spielen; diese allerdings für Einzeltätigkeit verantwortlich machen zu wollen, wäre falsch, da, abgesehen von den Graden der Freude, kein Mensch genau wie der andere seine Lachmuskeln in Tätigkeit setzt. — Etwas weniger einheitlich zeichnet sich Unlust im Gesicht ab: Traurigkeit und Schmerz lassen zunächst auf der Stirn zwischen den Brauen senkrechte Falten entstehen; bei höheren Graden jedoch tritt als besonders charakteristisch eine Senkung der Mundwinkel hinzu; bei den höchsten Graden der Erregung, der sogenannten Raserei, wird der Mund u. U. weit aufgerissen. Bei all' diesen unlustbetonten Reflexionen wird somit, außer dem Brauenrunzler, hauptsächlich die den Mund nach unten ziehende Muskulatur, u. U. einschließlich der Mundboden- und Kehlkopfmuskulatur, in Tätigkeit treten; auch hier ist es unmöglich, den Einzelmuskel für solche Arbeit verantwortlich zu machen.

Gleichmut, ein an sich seltenes Vorkommnis, wäre in Wahrheit nur dann vorhanden, wenn weder die Empfindung, noch die Umgebung auf den Menschen irgendeinen Einfluß ausüben würde, was beim Normalen eigentlich nur im tiefen Schlafe, weniger bei der Schläfrigkeit, vorkommen kann. Es kann aber sehr wohl das subjektive Empfinden zugunsten des Interesses für die Umgebung ganz ausgeschaltet und nur auf äußere Vorgänge gerichtet sein; Aufmerksamkeit zeigt sich in den Gesichtszügen dann zunächst nur durch scharfe Einstellung der Augen, die nicht selten durch den Oberlidheber ein weniges weiter geöffnet werden, bei höheren Graden (Spannung) durch Mitwirkung der Stirnmuskulatur, so daß dabei eine horizontale Furchung der Stirnhaut entsteht.

Die, wie bereits angedeutet, schwierigste Aufgabe der Mimikstudien ist die Beurteilung ihrer kombinierten Formen, welche bei gleichzeitiger Konzentration auf das Ich und auf die Umgebung in Erscheinung treten;

leider ist diese Verbindung in der Wirklichkeit so unendlich häufig vorhanden, und man wird bald einsehen, daß man hier nicht mehr entsprechend den genannten Regeln analysieren, noch viel weniger frei aus dem Gedächtnis darstellen kann, so daß man zur genauen Beobachtung im Einzelfalle gezwungen ist; es hilft höchstens eine persönliche Nachahmung auf Grund einer Nachempfindung, wenn man zu beiden fähig ist; dabei wird es nun dem mit den anatomischen Tatsachen vertrauten Künstler leichter gelingen, sich über die jeweilig gebrauchte Muskulatur Rechenschaft abzulegen; auf diesen helfenden Umwegen allein wird er eher zum Ziele kommen: Freudigkeit und Interesse verbinden sich in der Mimik zur freudigen Erwartung, Abscheu und Aufmerksamkeit zur Verachtung, Traurigkeit und Spannung zum Schrecken. Ruft man sich dazu die obenerwähnten anatomischen Einzelheiten zu Hülfe ins Gedächtnis, so kann man auch zum anatomischen Verständnis dieser hochkomplizierten Dinge gelangen, das m. E. Vorbedingung einer naturwahren Darstellung ist.

Dieses Kapitel wäre nicht vollständig, würde nicht noch von den zahlreichen Bahnen der Leitungssysteme des Kopfes hier die Rede sein, obschon sie den Künstler nicht allzu sehr zu kümmern brauchen: Die Blutversorgung, wie der Blutabfluß geschieht durch weite fühl- und u. U. am Halse durch die Haut sichtbare Arterien, bezw. Venen, die zumeist als Stämme an der beidseitlichen, vorderen Partie des Halses liegen; von Höhe etwa des Kieferwinkels ab sind diese im Innern des Kopfes reichlich verästelt und ziehen dann auf anatomisch natürlich genau bekannten Wegen zu allen Teilen des Gehirn- und Gesichtsschädels, zu den Knochen, sowohl wie zu allen Weichteilen, sich hier in ein immer feiner werdendes Netz auflösend. Den Künstler interessiert die auch im Laienkreise bekannte, im Alter durch ihre Schlängelung und Wandverhärtung oft auffallende, im Unterhautgewebe liegende Schläfenarterie, sowie vielleicht noch die besonders an den Wangen, oder gar an der Trinkernase auffallende Kapillarzeichnung, während das übrige Gefäßsystem für ihn wenig praktische Bedeutung hat. — Das Lymphsystem ist im Gesicht viel reichlicher ausgeprägt als sonst am ganzen übrigen Körper, besonders die Lippenpartie ist dicht von diesen Kanälchen durchzogen; mit ihnen stehen die Lymphspalten des Gehirns in allerengster Beziehung, weswegen z. B. Entzündungen, speziell Furunkel, der Lippen als lebensgefährlich bekannt sind. — Daß alle Teile des Kopfes mit Nerven reichlichst versorgt sind, ist selbstverständlich; ein Teil derselben ist bereits erwähnt, so der Seh-, Riech-, Geschmacks-, Hör- und Gleichgewichtsnerv, dazu kommen Augenbewegungs-, Gesichtsmuskelbewegungs- und Zungennerven, von den kleinen Ästen ganz zu schweigen.

VIII. Vergleichende menschliche Gesichtslehre.

Um das für den Künstler nun einmal so unendlich wichtige Kapitel der Lehre des menschlichen Kopfes zu einem gewissen Abschluß zu bringen, wäre anhangsweise noch einiges Allgemeine zu sagen, was zu verstehen eine gewisse Kenntnis der beschriebenen anatomischen Einzelheiten voraussetzt:

Einer alten, bekannten griechischen Bildhauerregel gemäß sind Asymmetrien des Gesichtes, sogar des ganzen Kopfes sehr häufig; gerade das Ungleiche beider Seiten verleiht dem Bildnis etwas besonders Lebenswahres. Auch heute noch gilt für die Darstellung, wie für die Wirklichkeit diese Regel, allerdings mit der anatomischen Einschränkung, daß bei Jugendlichen Asymmetrien viel seltener sind als bei alten Leuten, bei jenen aber mit großer Häufigkeit zur Beobachtung kommen. Die Gründe dieser Tatsache sind dadurch gegeben, daß die Gesichtsasymmetrien fast ausschließlich erworben und muskulär bedingt sind. Die sehr viel selteneren knöchernen Asymmetrien setzen ungleiches Wachstum der jugendlichen Knochen voraus, womit die größere Seltenheit und das häufige Auftreten bei Jugendlichen erklärt ist. Weichteilungleichheiten, die meist, von schweren, frühzeitigen Gesichtslähmungen der Gesichtsnerven in der Jugend abgesehen, erst in höheren Jahren zumeist durch völlig ungleiche mimische Muskeltätigkeit zustande kommen, können also in der Hauptsache nur bei älteren Leuten in Erscheinung treten; man findet sie selten an einer ganzen Gesichtshälfte (ein häufig erwähntes Beispiel dafür bot unser Altkanzler Bismarck), meist beschränken sie sich auf einen Gesichtsabschnitt, besonders auf die Augenpartie, seltener auf Stirn- und Mundregion, deren isolierte Muskulatur in diesem Falle gewohnheitsmäßig zu intensiver Tätigkeit gezwungen war. — Über Schiefnasen s. o.

Ein kurzes Wort dann noch über das Kapitel von den Ähnlichkeiten der Menschen: Es gibt bekanntlich kaum zwei gesichtsgleiche Individuen; es sind ja auch zuweilen Einzelheiten nicht nur der Form, sondern auch der Mimik, die miteinander kongruieren sollen; sieht man deshalb zwei, angeblich sich stark gleichende Menschen oder Bilder derselben nebeneinander, so werden die Unterschiede leicht klar, besonders dem Künstler, der die Idealmaße erfahrungsgemäß und mathematisch-anatomisch kennt. Es hält ja auch unendlich schwer, etwa in Schauspielen, besonders in den Shakespeare'schen Verwechslungskomödien, nur annähernd ähnliche Darsteller zusammenzufinden; man hilft sich da bekanntlich mit gleichen Masken und Kleidern. Die größten Ähnlichkeiten finden sich bekanntlich bei Zwillingen, besonders wenn sie eineiig sind, d. h. sie sind im Mutterleib mit dem gleichen Mutterkuchen verbunden und von gemeinsamen Eihäuten umgeben gewesen; da dies zumeist mit einer Gleichgeschlechtigkeit verbunden ist, so sind sich gleichgeschlechtige Zwillinge, besonders Mädchen, am auffallendsten ähnlich, während verschiedengeschlechtige nicht selten auch größere äußere Unterschiede aufweisen, vielleicht deshalb, weil sie nicht den gleichen Mutterkuchen und nicht das gleiche, von verschiedenen Eihäuten umspannte Fruchtwasser hatten, also aus verschiedenen Eianlagen abstammen. Große geschwisterliche Ähnlichkeiten bei verschiedenen Lebensaltern sind nicht gerade häufig, besonders dann nicht, wenn das Alter stark von einander abweicht, und es fällt auch dem Kundigen schwer, etwa mit Worten die Ähnlichkeit oder Verschiedenheit klarzustellen; doch ist dies ein gutes bie Eltren und Kindern viel leichter feststellbar, besonders wenn man sich Hülfs- und Übungsmittel, um wirklich die Dinge zu erfassen. Letzteres ist das hier früher Dargelegte über die Wachstumsverhältnisse gegenwärtig hält.

Über anatomische Rasseneigentümlichkeiten, worüber ja ganze Bücher geschrieben sind, soll hier nur in aller Kürze einiges Wesentliche zusammengefaßt werden: Der Kopf- und Gesichtsbau der Romanen (Spanier, Südfranzosen, Italiener) ist im allgemeinen die Rundform, während die Indogermanen (Engländer, Deutsche, Norweger, Schweden usw.) mehr die Langform aufweisen; bei den Mongolen sind bekanntlich die Schlitz- bezw, Mandelform der Augen und die stark hervortretenden Jochbeine, ferner die breiten, stumpfen Kurz- bezw. Sattelnasen charakteristisch, sowie die Größe der Zähne bei Kleinheit der Lippen; bei den Negern sind besonders die stark wulstigen Lippen des breiten Mundes, sowie die besonders großen Zähne und das kurze Kraushaar erwähnenswert. Über die Hautfarbe siehe Kapitel II.

Gelegentlich muß der Künstler dann noch seine Beobachtungen über Kopfputz sammeln; er wird auch hier, wie überall in der Kunst, die Erfahrung machen, daß das Einfache schöner ist als das Komplizierte, daß z. B. ein glattes Diadem besser wirkt als ein früher üblicher Haarputz mit Blumen, Bändern, oder kunstvoll gelegten Tüchern. Auch die einfachste Kopfbedeckung dürfte die schönste sein; mir erschien als weibliche Kopfbedeckung immer der türkische Tschartschaff besonders anmutig, jenes seidene, mit der Stirn abschließende, dem Kopfe fest anliegende und zum Rücken herabhängende Tuch, besonders nachdem der Gesichtsschleier gefallen ist.

Ein kurzes Wort dann noch über die oft staunenswerte Fähigkeit mancher Schauspieler, nicht nur durch eine gewandte und geübte Mimik, sondern auch durch die Maske ihre Kopf- und Gesichtsform stark, nicht selten bis zur völligen Unkenntlichkeit zu verändern; was in der Beziehung geleistet wird, zeigen von Zeit zu Zeit Bilder der illustrierten Zeitungen: Besonders entstellend sind ja Perücken, die den Gehirnschädel, einschließlich der Stirn, stark erhöhen; angesetzte Nasenpartien, Augbrauen, ferner gemalte Wangen, Gesichtslinien spielen ja auch eine große Rolle; bei Frauen verändert besonders die Haartracht bedeutend, sowie auch das Vorsetzen einer starkrandigen Brille. Freilich gibt es auch hier Grenzen, und man wird z. B. den Affentypus schwer imitieren können, da hierzu ja eine ganz besonders stark nach vorn vorstehende Mundpartie bei zurücktretendem Gehirnschädel und kleiner rückenloser Nase gehört.

Damit wäre das erschöpft, was ich dem Künstler über den menschlichen Kopf zu sagen beabsichtigte. Zwanglos reiht sich diesem Thema die Besprechung des Halses an, und zwar wird zunächst von dem hinteren Teil desselben, also von der Halswirbelsäule mit deren Muskulatur, später von dem vorderen Teil, dem Kehlkopf und seinen Muskeln, der Speiseröhre und der Schilddrüse, die Rede sein.

IX. Die Halswirbelsäule und deren eigentliche Muskulatur.

Die Anatomen sind es gewohnt, dem Kapitel über die Halswirbelsäule eine allgemeine Besprechung der ganzen Wirbelsäule, der Hauptstütze unseres Körpers, voranzuschicken; ich vermeide das hier, da ich mir ja als zweckmäßige Aufgabe eine Beschreibung der einzelnen Körperregionen gestellt habe. So sei denn hier nur auf die Zusammengehörigkeit aller Teile der Wirbelsäule hingewiesen und die allgemeine Besprechung aufgeschoben.

Die knöcherne Halswirbelsäule kann als Ganzes aufgefaßt werden, da sie mit ihren beim Menschen, wie auch bei allen Säugetieren, sowohl Elefanten, wie auch Giraffen, in der Siebenzahl vorhandenen Wirbeln die knöcherne Verbindung des Kopfes mit dem Rumpfe darstellt; sie zeichnet sich ferner dadurch aus, daß sie nicht, wie etwa die Brustwirbelsäule spangenartige Knochen nach vorn hin entsendet; ihre Beweglichkeit ist also eine ganz besonders große, worin sie höchstens Ähnlichkeit mit der Lendenwirbelsäule aufweist. Die meist eingenommene Lage der Wirbel zueinander ist die, daß die mittleren weiter nach vorn gelagert sind als die obersten und untersten, es besteht also eine leichte Krümmung nach vorn, die man ja auch an der Nackenlinie beim mageren Menschen deutlich, wenn auch gegen die eigentliche Richtung durch überlagernde Muskulatur verzeichnet, erkennen kann. — Der einzelne Halswirbel ist kleiner und zierlicher als alle tieferliegenden Wirbel. Wie an jenen, unterscheidet man auch hier zunächst den Wirbelkörper, den größten, wohl auch funktionell wichtigsten, nach vorn liegenden Teil, und den ursprünglich aus dem ersteren hervorgegangenen, hinten geschlossenen Wirbelbogen, welcher das Rückenmark schützend umfängt; von ihm gehen stachelige Knochenfortsätze aus, ein großer nach hinten als Dornfortsatz und nach jeder Seite ein kleinerer, am Halse gespaltener Wirbelbogenfortsatz, der übrigens am Halse durchlöchert ist und hier die Wirbelsäulenarterie jederseits umspannt. Der durch die Wirbelbogen gebildete Kanal ist nicht, wie an den tiefer liegenden Wirbeln rund, sondern von vorn nach hinten abgeplattet, etwa dreieckig, was natürlich der jeweiligen Form des Rückenmarks entspricht. Von dieser für die Halswirbel sonst charakteristischen Form machen drei Wirbel eine Ausnahme: der siebente, also unterste Halswirbel hat einen besonders langen Dornfortsatz, der in seinem schräg nach hinten unten gerichteten Verlauf dem Unkundigen auffallend weit nach unten zu reichen scheint; man kann diesen Dornfortsatz leicht zwischen den obersten Teilen der Schulterblätter fühlen und bei den meisten Menschen, von besonders gut fettgepolsterten abgesehen, auch sehen, für den Künstler eine höchst bedeutsame Tatsache. — Als Ausnahmen sind ferner die beiden obersten Wirbel anzusehen: Der erste, auch Atlas (weil er das (Kopf-) Gewölbe trägt) genannt, besteht eigentlich nur aus einem, übrigens dornfortsatzlosen, aber mit besonders langen seitlichen Fortsätzen ausgestatteten Knochenring, hat keinen Wirbelkörper, sondern an dessen Stelle, also nach vorn vom Rückenmark, eine an ihm nach hinten geöffnete tiefe Aussparung, die für den zweiten Wirbelkörper eine große Bedeutung hat (s. u.); seitlich liegt davon je eine Knochenwulstung, an der nach oben je eine kleine gegen das Hinterhauptsbein gerichtete Gelenkfläche für die Ausführung geringer Nickbewegungen zu erkennen ist. — Der zweite Wirbel, auch gezahnter Wirbel zu nennen (Epistropheus), ist vom Bau der übrigen Wirbel, nur mit dem Unterschiede, daß sein Körper einen zahnartigen Fortsatz nach oben trägt, welcher sich zapfenartig in die am Atlas beschriebene Knochenaussparung hineinlegt; der Zahn wird vermittelst einiger an der Vorderwand des Rückenmarkkanales verlaufender, zügelartiger Bänder am Atlasringe festgehalten; es ist auch in Laienkreisen hie und da bekannt, daß diese Bänder beim Tode des Erhängens durchreißen, so daß dann der Zahn des zweiten Halswirbels in das Rückenmark stößt und es gerade hier, an der Stelle lebenswichtiger Zentren, schnell zerstört. — Der Zahn ist gleichzeitig der genaue Mittelpunkt des Halsdurchschnitts, womit es verständlich ist, daß Drehbewegungen des Kopfes um seine senkrechte Achse herum ausgeführt werden.

Alle übrigen und somit also die größte Zahl der Bewegungen an der knöchernen Wirbelsäule gehen nicht echtgelenkig vor sich, sondern geschehen durch Verschiebung der Wirbel gegeneinander, und zwar so: Die knöchernen Wirbelkörper stoßen mit ihren einander zugekehrten Seiten nicht unmittelbar aneinander, sondern es liegen, wie übrigens an der ganzen Wirbelsäule, zwischen je zwei Wirbelkörpern und fest mit ihnen verwachsen sogenannte Zwischenwirbelscheiben (auch Bandscheiben genannt), bindegewebig-elastische, stellenweise auch mit Knorpelgewebe durchsetzte platte Polster, die eine gewisse Beweglichkeit und Federung gestatten.

Dieses ganze Knochen- und Polstergerüst wird von einem äußerst festen, meist in der Körperlängsrichtung verlaufenden, das Ganze überziehenden sehnigen, grobfaserigen Bandapparat überzogen, welcher nicht nur, von der ganzen Fläche des Hinterhauptsbeines kommend, die Vorderseite der Wirbelkörper überspannt, nicht nur die Bögen und Dornfortsätze fest aneinander anschmiedet, sondern vor allem auch den ganzen Rückenmarkskanal innen austapeziert. Hiermit wird verständlich, wie enorm fest und einheitlich die Halswirbelsäule ist, wie aber trotzdem eine große Bewegungsmöglichkeit bleibt.

Und endlich noch Einiges über die zur Halswirbelsäule gehörige Muskulatur, welche einen großen Teil der gesamten Halsmuskulatur darstellt; später gesondert besprochen werden einmal die Kehlkopfmuskeln, dann aber der große, sich am Nacken und an dem oberen Rückenteil weit ausbreitende, oberflächlich liegende Kapuzenmuskel, sowie der seitlich und ebenfalls oberflächlich liegende, große Kopfwender, welch' beide Muskeln mit der Halswirbelsäule wenig, bezw. garnichts zu tun haben. Damit fallen gerade alle diejenigen Muskeln bei dieser Besprechung aus, die am Halse leicht von außen erkannt werden können, somit für den Künstler die wichtigsten sind. Unter diesen Muskeln überlagert die eigentliche Halsmuskulatur, zumeist in Längszügen, die Halswirbelsäule an allen Seiten, und zwar mit einer Regelmäßigkeit, wie man das sonst an der Wirbelsäule nirgends findet, d. h. es sind zwischen den einzelnen Wirbeln kurze und lange Muskelbündel ausgespannt, vordere, seitliche und hintere; sämtlich setzen sie sich einerseits zum Hinterhauptsbein, andererseits zum Brustkorb (erste und zweite Rippe), ja auch bis auf die verschiedenen Teile des Schultergürtels fort. Die Funktion ist, dem Verlaufe entsprechend, sofort klar, die vorderen beugen Kopf und Halswirbelsäule nach vorn, die seitlichen nach der Schulterhöhe zu, die hinteren nach hinten, wobei, wie bei allen entgegengesetzt wirkenden Muskeln, die gerade tätige Muskulatur als Kraftquelle, die untätige als angespannter Haltezügel dient. Kopfdrehung (auch -wendung genannt) wird durch diese Muskulatur nicht bewirkt. — Die rückwärtige Halswirbelsäulenmuskulatur ist die stärkste, auch anatomisch interessanter als die übrige, da sie sich infolge des Dazwischentretens der hinteren Dornfortsätze viel deutlicher als vorn in eine rechte und linke Portion teilt; die einzelnen Portionen bilden die Hauptmasse jener beiderseits der Mittellinie so oft beim Menschen sichtbaren Muskelwülste am Nacken, die allerdings dann noch durch den darüber liegenden Kapuzenmuskel (s. u.) erhöht werden. Ihr oberster Teil besteht aus kleinen Muskelchen, die sich zwischen Atlas und zweitem Halswirbel, sowie zwischen jedem von ihnen und dem Hinterhauptsbein erstrecken; die Bedeutung dieser Muskeln ist für den Künstler Nebensache.

Ich darf zum Schluß dieses Abschnittes noch einmal betonen, daß hier nur die tiefe Halsmuskulatur besprochen ist, daß die oberflächliche — als zum Teil auch zur Kopf- und Extremitätenmuskulatur gehörig — erst später zu besprechen wäre.

Das im Wirbelkanal liegende Rückenmark bedarf für Künstler keiner besonderen Besprechung.

X. Die Halsorgane.

Zu jenen rechne ich, unter Hinweis auf meine Eingangsbemerkung zum V. Kapitel, hauptsächlich den Kehlkopf mit seiner Fortsetzung nach unten, der Luftröhre, ferner die Speiseröhre mit ihrem Zugange, dem Schlunde, endlich die Schilddrüse. Daß hier, wie an allen Regionen, Gefäße und Nerven zu besprechen sind, liegt auf der Hand:

Der an der vorderen Halsmittellinie gelegene Kehlkopf, mit dem oberen Teile der Luftröhre zusammen, stellt ein für einen starken Mannszeigefinger durchgängiges kanalartiges Gebilde dar, das durch knorpelige Wandeinlagerungen zu einem halbstarren, offenen Rohr wird, welches nur am oberen Ende durch den knorpeligen Kehl(kopf)deckel abgeschlossen werden kann (Schluckakt). Bis zu dieser Stelle ist sein Zugang gemeinsam mit dem der Speiseröhre; man nennt ihn Schlund; dessen Wand besteht vorn aus dem Zungengrund, hinten aus der Vorderseite der mit Muskulatur überdeckten Wirbelsäule; alles ist natürlich ausgekleidet mit Schleimhaut. Der Zugang zum Schlunde führt einmal durch die Nase, bezw. den sogenannten Nasenrachenraum (s. o.), dann durch die Mundhöhle. Der Kehlkopf stellt für die Luftzufuhr bekanntlich das Verbindungsstück zwischen diesen kanalartigen Höhlen und der Luftröhre dar, so daß alle Einatmungsluft notgedrungen den Kehlkopf passieren muß. Nach unten geht er in die Luftröhre über, in jenes viel gleichmäßiger gebaute Rohr, das Atemluft den Lungen zuführt und aus jenen ableitet. — Die Aufhängevorrichtung des Kehlkopfes am Schädel ist einmal bindegewebig-sehnig. hauptsächlich aber muskulär, und zwar natürlich deshalb, weil zur Schluck- und auch zur Stimmfunktion ein dauerndes Auf- und Absteigen des Kehlkopfes notwendig ist. Die Aufhängesehnen setzen, von der Schädelbasis kommend, an das früher schon erwähnte, am Mundbodenknick liegende kleine, hufeisenförmige Zungenbein an, laufen von hier in mehreren Portionen abwärts zu den Kehlkopfknorpeln, verbinden diese mit einander und gehen dann auch weitcr zu den Luftröhrenringen. Die entsprechende Muskulatur kommt zumeist von der Rückseite des Unterkieferknochens, bildet hier den sogenannten Mundboden, geht ebenfalls zum Zungenbein, von diesem dann in mehreren langen und kurzen Muskellagen an die Vorderseite der einzelnen Knorpel heran, überzieht auch zum Teil die ganze Kehlkopfvorderseite, um am Brustbein anzusetzen; letztere Muskulatur zieht den Kehlkopf natürlich abwärts, die erstgenannte zieht ihn aufwärts. — Soweit zur allgemeinen Orientierung!

Für stärker Interessierte gehe ich dann auf die feinere Anatomie des Kehlkopfes ein: Zunächst einiges über die Kehlkopf- und Luftröhrenknorpel: Im wesentlichen bilden zwei Knorpel das Kehlkopfgerüst, der große Schildknorpel und der kleinere Ringknorpel; der erstere ist hinten breit offen, wie übrigens auch alle Luftröhrenknorpel, der zweite ist, wie der Name sagt, hinten geschlossen, übrigens als einziger aller Kehlkopf- und Luftröhrenknorpel. Der am höchsten liegende Schildknorpel führt seinen Namen insofern mit Recht, als er, wie etwa das römische Kampfschild, halbzylindrisch das Organ vorn schützend umgibt; er weicht von dieser Form insofern ab, als er oben einen Einschnitt hat und sich vorn, an der Stelle des bekannten Adamsapfels, zuspitzt, eine Tatsache, die bei Männern ausgeprägter als beim Weibe in Erscheinung tritt; einige seitlich liegende, hornartige Fortsätze nach oben und unten ermöglichen den Ansatz von Sehnen am Schildknorpel, während die Muskeln an der Schildfläche ansetzen; ihm oben und innen anliegend, findet sich am Schildknorpel der knorpelige Kehldeckel, der nicht durch besondere Muskulatur, sondern einfach durch Heben und Senken des ganzen Kehlkopfes nach vorn und oben gegen diesen Deckel bewegt wird (Schluckakt). Die obere Hälfte des hinten offenen Raumes des Schildknorpels wird völlig von dem am Kehlkopf rückwärtig liegenden Zugang zu ihm eingenommen. — Der Ringknorpel ist etwa wie ein Siegelring gebaut, und zwar so, daß die Ringbrücke, gewissermaßen mit den Initialen, zur Wirbelsäule hinzeigt; da er, wie schon betont, ganz in sich geschlossen ist, erhält allein an dieser Stelle der Kehlkopf eine ganz feste Form, während er sonst hinten nur durch bewegliche Membranen geschlossen ist und damit seinen röhrenartigen Hohlraum zu verkleinern und zu vergrößern imstande ist. — Oberhalb der Ringknorpelplatte liegen die beiden dreieckigen Stellknorpel, die mit der Stellung der Stimmbänder zu tun haben (s. u.); oberhalb dieser liegen dann noch vier kleinere Knorpelstückchen, die gewissermaßen als Widerlager für den zugeklappten Kehldeckel dienen. — Die nach unten hin anschließende Luftröhre wird ebenfalls durch viele kleine, einander stark gleichende Knorpelstückchen gestützt; dieselben sind etwa hufeisenförmig, sind also hinten auf etwa 12 bis 15 mm offen.

Außer durch einen, alles aneinander festhaltenden Bandapparat, sind die Knorpel durch viele kleine Muskeln miteinander verbunden. Die größeren an der Kehlkopfaußenseite (also nach außen von den Knorpeln) sind bereits oben besprochen; bleiben nur noch die kleinen, mehr im Innern und zwischen den Knorpeln liegenden Muskeln, die zum Teil für die Funktion von ausschlaggebender Bedeutung sind. Vor allem ist da der Stimmmuskel zu nennen, der sich jederseits von der Schildknorpelrückfläche zu dem gleichseitigen Stellknorpel hinüberzieht; die echten Stimmbänder werden bei Anziehen dieser Muskelchen straff, bei Loslassen schlaff, was für die Tonbildung von wesentlichster Bedeutung ist. — Die Stellknorpel selbst können ferner im ganzen, sowohl nach seitlich, wie nach der Mitte, durch im wesentlichen horizontal verlaufende, an dem Ringknorpel anliegende Muskelchen bewegt werden, was für das Öffnen und Schließen der Stimmritze notwendig ist. — Weiterhin kann der Schildknorpel gegen den Ringknorpel verlagert werden, wodurch die Kehlkopfhöhlung verkürzt oder verlängert wird, ein für die Tonhöhe notwendiger Faktor. — Endlich kann selbst die Luftröhre durch einen flachen, die Hinterwand bildenden Abschlußmuskel etwas verkleinert und vergrößert werden.

Bei all diesen Bewegungen handelt es sich natürlich um nur geringfügige Verschiebungen der einzelnen Knorpel gegeneinander, die aber für die stimmlichen Anforderungen an die gewollte Tonhöhe vollauf genügen, während die Klangfarbe, sowie die Buchstaben, besonders die Konsonanten, bekanntlich in der Mundhöhle geformt werden. Es würde viel zu weit führen, Eingehendes an dieser Stelle hierüber zu bringen.

Hinzugefügt mag werden, daß, wie das Mundinnere, auch das ganze Kehlkopf- und Luftröhreninnere mit einer glatten Schleimhaut ausgekleidet ist, deren Fläche durch kleine Wanddrüschen dauernd etwas befeuchtet ist. Diese Schleimhaut überzieht, vom Schlunde kommend, den Kehldeckel und die Stellknorpel am Eingange, schlägt sich dann auf die Innenwand des Schild- und Ringknorpels über, um endlich zur Luftröhrenschleimhaut zu werden. — Oberhalb der echten Stimmbänder bildet sie beiderseits eine tiefe Tasche, durch welche eine kleine Schleimhautfalte, das sogenannte falsche Stimmband, gebildet wird; dieses hat keine funktionelle Bedeutung, die es ehedem vielleicht gehabt. Die Taschen selbst haben als Lufttaschen bei niederen Tieren gewisse Bedeutung, so z. B. bei Fröschen, die ihre bekannten quakenden Laute durch Abstoßen der Luft aus diesen, zuweilen mit Luft gefüllten Höhlen hervorbringen.

Einfacher als Kehlkopf und Luftröhre ist die Speiseröhre gebaut. Wie jene stellt sie einen Zweigweg des Schlundes dar, dessen anatomische Beschreibung oben gegeben ist. Dieser Weg dient, wie der Name sagt, zur Fortleitung der Speisen, die ja hierher, zerkaut und eingespeichelt, also im schlüpfrigen Zustande, gelangen, sowie der der eingeführten Flüssigkeiten. In dem Augenblick, den man als Schluckakt bezeichnet, wird, wie betont, der Kehldeckel als Abschluß fest auf den Kehlkopf gepreßt, eine Einrichtung, welche fast immer — von dem unangenehmen Ereignis des Verschlukkens abgesehen — ein fehlerhaftes Eindringen in den Kehlkopf verhindert. Der Schlund preßt dann mit seiner starken Ringmuskulatur den Inhalt in die Speiseröhre, die für Weiterbeförderung in den Magen sorgt.

Anatomische Einzelheiten als Anhang: Wie oben schon gesagt, besteht die Rückwand der Luftröhre nur aus einem, etwa anderthalb Zentimeter breitem Längsband von glatter Muskulatur. Genau hinter ihr liegt nun die Speiseröhre in etwa gleicher Breite als schlauchartiges, platt zusammengelegtes muskulöses Gebilde, welches also vom Kehlkopf und der Luftröhre völlig überdeckt ist und in dieser Lage im Brustkorb senkrecht nach abwärts zieht. — Das Rohr selbst besteht aus einer inneren Ring- und einer äußeren Längsmuskulatur; es wird natürlich außen von Bindegewebe überzogen, das für Fixierung an ein Nachbarorgan (hinten die Wirbelsäule, vorn Kehlkopf und Luftröhre) zu sorgen hat; innen wird es ausgekleidet mit einer stark gefalteten, übrigens mit einer eigenen, dünnen Muskulatur ausgestatteten, drüschenhaltigen und recht locker der Wandmuskulatur anhaftenden Schleimhaut. Außer gewissen Engen, am Anfang, in der Mitte (in Höhe der Luftröhrenteilung) und schließlich am Übergang in den Magen (unterhalb des Zwerchfelles s. u.) wäre zu erwähnen, daß oben, also am Spreiseröhreneingang, sowie unten am Übergang in den Magen, eine starke Ringmuskulatur liegt, die einen Speiseröhrenabschluß nach oben und unten gewährleistet. — Bezüglich der Funktion ist zu sagen, daß sich der obere Speiseröhrenmund beim Schlucken öffnet, daß die Muskulatur sich dann in wurmartige Bewegung setzt, wodurch das Herunterbringen des Inhaltes möglich wird.

Das dritte, für den Künstler ebenfalls bedeutungsvolle Organ der vorderen Halspartie ist die Schilddrüse, ein unpaares Gebilde der vorderen, unteren Halsregion, dessen Größe stark wechselt. Sie besteht aus zwei seitlichen Lappen, rechts und links des Ringknorpels und der Luftröhre, jener unmittelbar anliegend, und einem, die Seitenlappen verbindenden Mittelstück, das quer über die obersten Luftröhrenringe hinwegzieht und zuweilen einen Fortsatz nach oben bis zum Zungengrunde aufweist. Man kann die Schilddrüsenvorwölbung am Halse häufig sehen, besonders wenn sie beim Schlucken nach oben (um etwa 1—2 cm) steigt, doch ist die Kontur nicht scharf, weil vorn vor ihr ja noch einige äußere Kehlkopfmuskeln (s. o.) und seitlich die Kopfwendemuskeln gelagert sind. Noch deutlicher wird die Schilddrüse, wenn sie durch Erkrankung vergrößert ist; man nennt diesen Zustand ja Kropfbildung: diese entsteht nicht selten mit dem Eintreten der Geschlechtsfunktion, beim Weibe mehr als beim Manne, ferner in der Schwangerschaft, aber auch sonst unabhängig davon endemisch in gewissen, durch Wasserbesonderheiten oder größere Höhenlage hervortretenden Landstrichen, auch unseres Vaterlandes. Wie groß solcher Kropf werden kann, weiß auch der Laie.

Über den Bau der Schilddrüse ist hier nicht der Platz, viel zu reden: Sie bildet ein Sekret, welches nicht durch einen Ausführungsgang nach außen abfließt, sondern mit dem venösen Blut, bezw. dem Lymphstrom, wie bei allen Drüsen mit innerer Sekretion, dem

Blute und damit dem ganzen Organismus zugeführt wird. Das Sekret enthält als wichtigste Substanz Jod in Eiweißverbindung. — Ein Fehlen dieses Jods im Organismus ist, ebenso wie eine übermäßige Absonderung, der Grund mancher Erkrankungen; ersteres macht Verblödung und Wasseransammlung im Organismus, letzteres führt allmählich zu der sogenannten Basedow-Erkrankung, die schon bei Besprechung der Augen (s. o.) erwähnt wurde.

Daß seitlich vom Kehlkopf, von Luft- und Speiseröhre und unter den seitlichen Schilddrüsenlappen die großen Gefäßstämme am Halse gelagert sind, wurde oben schon bei der Ernährung des Kopfes besprochen. Neben ihnen liegen auch die Nervenstämme, die, von Hirn und Rückenmark kommend und mit jenen abwärts ziehend, in den Rumpf gelangen, um besonders die inneren Organe mit ihren Bahnen zu versorgen.

Damit wären alle, die Grundform des Halses im wesentlichen bestimmenden Faktoren erwähnt. Es fehlen nur die oberflächlichsten Gebilde, die jetzt noch zu beschreiben wären.

XI. Die oberflächlichen Halsweichteile und Zeichnerisches über den Hals.

Obwohl die in dem vorigen Abschnitte fehlenden Halsweichteile räumlich den allerkleinsten Platz einnehmen, sind sie doch für die Darstellungskunst wohl noch bedeutsamer als das übrige, weshalb die Besprechung der den Künstler hauptsächlich interessierenden Halsform im gleichen Kapitel vorausgeschickt sei.

Da wären zunächst zwei Muskeln, die, obschon am Halse liegend, eigentlich nicht direkt seiner Bewegung dienen, sondern der des Kopfes, zum Teil sogar der oberen Extremität; sie setzen also nicht unmittelbar an der Halswirbelsäule an, sondern überspringen gewissermaßen jene. — Hierher gehört einmal der im Nacken sich weit ausbreitende, seiner eigenartigen Form nach so benannte Kapuzenmuskel, der, obgleich der zweitgrößte am ganzen Körper, doch nur gering an Dicke ist; er setzt mit muskulösen Partien an der obersten knöchernen Nackenlinie des Hinterhauptsbeines, mit weiteren an den seitlichen Teilen des Schlüsselbeines (s. u.), sowie an der Gräte des Schulterblattes an, verläuft also beiderseitig in aufwärts gerichteten oberen, weiter unten in wagerecht bis abwärts gerichteten unteren Fasern gegen die Körpermittellinie zu in ein breites, viereckiges (auf der Kante stehend) Sehnenfeld hinein, das in der Mittellinie vermittelst starker Bänder an den Dornfortsätzen der Hals- und Brustwirbelsäule (bis etwa zum achten Brustwirbel) festgehalten wird. Dieses Sehnenfeld markiert sich als rhombische, leichte Einsenkung auch bei muskulösen Menschen im Nacken, reichend etwa vom dritten Halswirbel- bis zum vierten Brustwirbeldornfortsatz; genau in seiner Mitte erhebt sich dann der Dornfortsatz des oben genau beschriebenen siebenten Halswirbels, der ja als besonders groß und hervorragend schon dort bezeichnet wurde. Die oberen Abschnitte des Kapuzenmuskels erhöhen natürlich die beiden seitlichen Nackenwülste, zwischen sich eine senkrechte, grubige Vertiefung lassend. — Der zweite hierher gehörige Muskel ist der große Kopfwender, ein in Laienkreisen sehr bekanntes Gebilde, welches ebenfalls keine große Tiefe hat; er verläuft beiderseitig am Halse als breites, unten vielfach geteiltes Band, vom Warzenfortsatz des Schläfenbeines, also hinter der Ohrmuschel beginnend, nach schräg unten vorn und setzt, nachdem er sich kurz vorher in zwei Portionen geteilt hat, mit dem einen Teil am Schlüsselbein, mit dem anderen am Brustbein an; zwischen beiden Portionen entsteht eine Grube, die zuweilen auch äußerlich an der Haut erkennbar ist; ferner entsteht immer zwischen den unteren Ansätzen beider Kopfwender oberhalb des Brustbeines, also in der Körpermittellinie, eine nur bei ganz Gutgenährten nicht erkennbare Grube, in deren Tiefe man übrigens zuweilen die Pulsation der Aorta (s. u.) fühlen kann. Der Muskel tritt bei Drehung des Kopfes besonders stark hervor, naturgemäß der rechte bei Drehung des Kopfes nach links, der linke bei Drehung des Kopfes nach rechts; aber auch sonst hebt er sich oft aus dem seitlichen Halsniveau heraus und läßt dann auch zwischen seinem hinteren Rande und dem zu ihm parallel verlaufenden vorderen Rande des Kapuzenmuskels eine zwei bis drei cm breite, von hinten oben nach vorn unten verlaufende Grube.

Rings um alle bisher beschriebenen Halsteile liegt dann ja die Haut mit ihrem Unterhautfettgewebe. Letzteres ist, wie am ganzen Körper, bei den einzelnen Menschen sehr verschieden dick; je dicker es ist, desto unkenntlicher sind natürlich die Halskonturen. Auch die Beschaffenheit der Halshaut hängt mit seiner Dicke zusammen: Reiches Fettpolster macht die Haut faltig, so kennt man das Doppelkinn mit den oft sehr tiefen, queren Halsfurchen, ferner den Specknacken, an welchem ebenfalls feiste Querwulste bei verwaschenen Muskelkonturen das Charakteristische sind. Starke Abmagerung, z. B. bei Tuberkulose der Lungen, also beim Fehlen des Fettpolsters, läßt die Muskelkonturen stark hervortreten (s. u.). Die Haut besitzt nun noch an der ganzen Halsvorderseite eine eigenartige, muskulöse Einrichtung, die ein isoliertes Zusammenziehen derselben ermöglicht; man nennt diesen Muskel das Platysma; dieses, ein zwar sehr ausgedehnter, doch nur sehr dünner Halshautmuskel, zieht sich von dem horizontalen Kieferast zum Schlüsselbein hin als ein etwa acht bis zehn Zentimeter breites Band; zuweilen kann man seine einzelnen Fasern deutlich, sich anspannend, durch die Haut, besonders bei alten Leuten, erkennen. Mehr als die übrige Körperhaut, vielleicht von der Gesichtshaut abgesehen, neigt die Halshaut im Alter zu feiner Faltenbildung, besonders im Nacken und an der Vorderseite des Halses, unterhalb des Kinnes; hier pflegen auch die am meisten nach innen liegenden Fasern des Platysma (s. o.) hervorzutreten, besonders beim Vorstrecken des Kinnes, so daß dann der Adamsapfel, oder gar der ganze Kehlkopf, wie von zwei Pfeilern umgeben erscheint.

Wenn ich nun Zeichnerisches für den Hals zusammenstelle, so muß zunächst, wie betont, die Dicke des Unterhautgewebes in Berücksichtigung gezogen werden: Bei „Fettleibigen" ist der Hals ein unförmiges, walzenartiges, etwas nach vorn gerichtetes Gebilde, an dem kaum der Adamsapfel hervortritt; vorn und hinten erkennt man dann tiefe Falten, vorn die des Doppelkinnes, hinten die des Specknackens. Bei mageren Leuten jedoch ist der Hals außerordentlich fein modelliert: Von vorn erkennt man leicht den besonders bei Mageren stark hervortretenden Adamsapfel, darunter die sich bei Frauen stärker hervorhebende Schilddrüse, seitlich die zuweilen (s. o.) hervortretenden Kopfwendemuskeln, die am unteren Ansatze eine tiefe Mittelgrube, ferner jederseits eine zwischen ihren beiden Ansatzporttionen liegende kleine Seitengrube erkennen lassen. Seitlich von diesen Muskeln treten dann die nicht selten sehr tiefen, übrigens in engen Beziehungen zu den Lungenspitzen stehenden und von ihnen oft abhängigen (s. u.) Oberschlüsselbeingruben hervor, welche sich nach oben grubig zwischen Hinterkante des Kopfwenders und Vorderkante des Kapuzenmuskels fortsetzen. Von der Seite erkennt man den bei der aufrechten Haltung nur wenig von der Horizontalen abweichenden Mundboden, der bei Fettleibigen übrigens stark herabhängt, darunter den Adamsapfel, noch tiefer die Schilddrüsenkontur, wieder die schon erwähnten Gruben und hinten die in der Mitte leicht nach vorn geschwungene Nackenlinie, zuweilen sind auch die großen Gefäßstämme, besonders die oberflächlichen Venen, etwa bei schreienden Kindern, sichtbar. Von hinten ist die zwischen den Nackenmuskelwülsten liegende Längsgrube deutlich, seitlich davon die nach unten an Dicke stark zunehmende, bis zum vorderen Kapuzenmuskelwulst reichende Nackenmuskulatur erkennbar; tiefer unten zeichnet sich dann öfters das obenerwähnte, auf die Kante gestellt-rhombische Sehnenfeld des Kapuzenmuskels ab, auf dessen Fläche dann außer anderen Dornfortsätzen vornehmlich derjenige des siebenten Halswirbels auffällt; er liegt in Höhe der knöchernen Schulterblattgräten (s. u.), gehört also kaum mehr der Halsregion an. — Im ganzen wäre endlich noch zu sagen, daß man den Langhals, volkstümlich „Schwanenhals" genannt, von dem Kurzhals, vielfach als „Stiernacken" bezeichnet, unterscheidet. Jener läßt den Träger meist lächerlich erscheinen, bei diesem macht er einen gedrungenen, überenergischen Eindruck, wenn es sich nicht gerade um verwachsene Individuen handelt, die oft mit einem ganz besonders kurzen Halse ausgestattet sind. — Bei gewissen Affekten tritt gleichzeitig mit der Mimik eine deutliche Mitbewegung des Halses ein; so wird der Hals oft gleichzeitig mit dem Oberkörper bei lustbetonten, interessierten Stimmungen deutlich nach vorn, bei unlustbetonten, widerstrebenden Gefühlen nach hinten bewegt, was sich der Groteskkomiker ja nicht selten zunutze macht.

Damit wäre die Besprechung auch der Halsregion im wesentlichen beendet; es fehlt nur noch der Zusammenhang mit der oberen Extremität und derjenige mit dem Brustkorb, was später nachgeholt werden soll.

XII. Die knöchernen Stützen des Rumpfes und ihre Bindungen.

Die nächsten Kapitel haben zum Teil für den Künstler nur bedingtes Interesse; die Art des Stoffes wird naturgemäß auch weniger fesseln, da nur wenig geboten werden kann, was unmittelbar der Darstellungskunst förderlich ist; doch liegt gerade im Verständnis dieser Kapitel die einzige Möglichkeit, die großen Zusammenhänge des Aufbaus des menschlichen Organismus zu ahnen, weswegen ich mich auch verpflichtet fühle, eine erschöpfende Übersicht zu bringen.

Die folgenden Abschnitte sollen also nur vom Rumpfe handeln, von jener Höhle, welche die unter dem Namen der inneren Organe zusammengefaßten Weichteile beherbergt, welche ja, im Zusammenhang mit dem Gehirn, das Leben in Gang halten. Hierdurch unterscheiden sich diese Gebilde ja wesentlich von den Extremitäten und auch von dem Gesichtsschädel, deren Verlust ja nicht unbedingt für das Leben bedrohliche Folgen zu haben braucht. Die Umhüllung der „inneren Organe" birgt also die für unser leibliches Dasein notwendigsten Instrumente, ist also an sich schon einer ausgiebigen Beschreibung wert, wenn auch der Künstler aus folgenden Gründen nur wenig von dem hier Dargestellten unmittelbar benutzen kann:

Ein großer Teil nämlich der durch die Rumpfhaut erkennbaren Muskeln und z. T. auch der Knochen gehört, obschon am Rumpfe liegend, nicht zu ihm, sondern zu den Extremitäten, eine Vorstellung, die man sich als Künstler m. E. unbedingt zu eigen machen muß. Damit fallen für die nächsten Besprechungen viele Tatsachen aus, die bei den Extremitäten genauer zu erörtern wären. Es bleibt nur die Darstellung des eigentlichen Rumpfes, also der Knochen und der Muskulatur, die keine Beziehung zu den Gliedmaßen haben und nur als Hülle der inneren Organe dienen:

Der Rumpf wird bekanntlich, genau wie Kopf und Extremitäten, durch ein kompliziertes Knochengerüst in seiner Form gehalten: Als Hauptstütze dient die Wirbelsäule, an die sich nach vorn verschiedenartige Knochenringe anschließen, oben die zahlreichen dünnen Rippen, die sich, allerdings indirekt, mit dem Brustbein vorn verbinden, unten das sehr kompakte knöcherne Becken; diese Knochen wären zunächst hier kurz einzeln zu besprechen, während die des Schultergürtels, als ausschließlich zur oberen Extremität gehörig, erst später genauerer Beschreibung gewürdigt werden sollen.

Die Wirbelsäule, deren Halsteil bereits besprochen ist, setzt sich bekanntlich aus einzelnen Wirbeln zusammen; ihr Bau ist grundsätzlich der gleiche wie der der Halswirbel (vergl. dort), jedoch hat jede Region eine von der anderen etwas abweichende Form der Wirbel: So haben die zwölf Brustwirbel einen langen, sich dachziegelartig über den tieferen legenden Dornfortsatz, die fünf Lendenwirbel besitzen nur sehr kurze, gedrungene und wagerecht nach hinten zeigende Dornfortsätze, diejenigen der fünf miteinander verschmolzenen Kreuzbeinwirbel sind ganz kurze Höcker, an den Steißbeinwirbeln fehlt der Dornfortsatz völlig. Die Wirbelkanalöffnung ist für das Halsmark ja etwa platt-dreieckig, im Brust- und Lendenteil nahezu rund, um im Kreuzbein wieder platt zu werden und an der Kreuzbeinrückseite als platter Kanal auszulaufen. Die Wirbelkörper nehmen von oben bis unten an Stärke sehr zu, werden jedoch im Kreuzbein und besonders an den Steißbeinen wieder sehr schnell kleiner, so daß die untersten kaum linsengroß sind. Die seitlichen Fortsätze der Wirbel nehmen ebenfalls nach unten an Dicke zu und sind am Kreuzbein fast so groß wie der dazugehörige Wirbelkörper, sie sind hier stark und unlösbar miteinander verschmolzen, seitlich sehr breit, und es bilden hier die drei obersten die bekannte Gelenkfläche für die Hüftbeine, über denen sich an der Haut, besonders beim Weibe, gewisse Gruben bilden (s. u.). — Die Summe der von der Brustwirbelsäule aus nach vorn sich erstreckenden, nach unten an Länge schnell zunehmenden Rippen bildet den „Brustkorb“, und zwar geht von jedem der zwölf Brustwirbelkörper ein Paar Rippen aus. Die Rippen sind von außen nach innen abgeplattet und passen sich der Brustkorbform an. Der größte Teil dieser Rippen geht, allerdings unter Zwischenlagerung von Knorpelstücken eine Verbindung mit dem Brustbein ein, mit jenem in der vorderen Mittellinie gelegenen Knochen, der den Abschluß des Brustkorbes nach vorn bildet; er besteht übrigens aus drei Teilen, einem oberen, vieleckigen Stück (Handgriff genannt), das oben die unterste Kante der mittleren Halsgrube bildet und seitlich die Verbindung zu den obersten Rippen darstellt, ferner einem sehr großen, zum ersteren in leichtem, nach vorn zuweilen herauskommendem knöchernen Winkel stehenden Brustbeinkörper und endlich aus dem kleinen, nicht selten durchlöcherten Schwertfortsatz des Brustbeines, welcher vornehmlich als Muskelansatz für die Bauchmuskeln dient. Die untersten zwei bis drei Rippenpaare werden im Gegensatz zu den echten als falsche Rippen bezeichnet, weil sie den Ansatz am Brustbein nicht mehr finden, sie dienen nur als Verstärkung der seitlichen Bauchwand. — Die Lendenwirbelsäule, bestehend aus fünf sehr dicken und harten Wirbeln, bildet das Verbindungsstück zwischen Brustkorb und Kreuzbein; sie trägt keine Rippen, so daß den Baucheingeweiden ein größerer Spielraum bleibt als den Brustorganen. — Das Kreuzbein setzt sich aus fünf Kreuzbeinwirbeln zusammen, sie sind jedoch, wie gesagt, zu einem festen Stück verschmolzen; über seinen Kanal (für das Rückenmark) und die Eigenart seiner seitlichen Fortsätze ist oben ebenfalls gehandelt. Die durch letztere gebildete falsche, übrigens mit der Haut stark verwachsene Gelenkfläche dient zum Ansatz der Hüftbeine, schaufelartiger, ebenfalls sehr stabiler Knochen, die, von jeder Seite kommend, sich zum Beckenringe vorn vereinigen; anatomisch setzen sich diese Hüftbeine aus den Darm-, den Sitz- und den Schambeinen zusammen. Diese, etwa in der Hüftgelenkspfanne zusammentreffend, bilden am Skelett oben einen sehr breiten, durch die

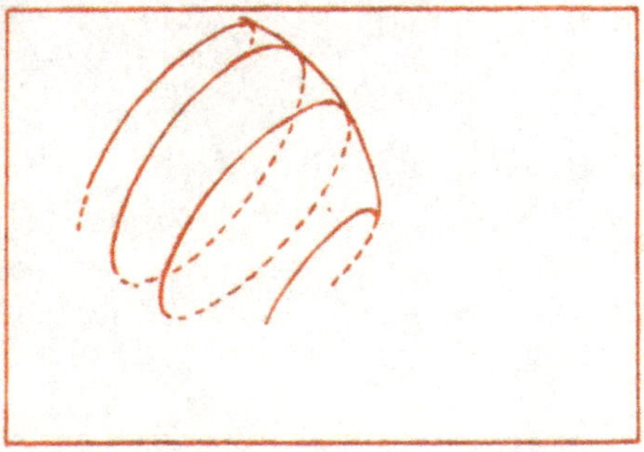

vergl. Tafel 4 unten!

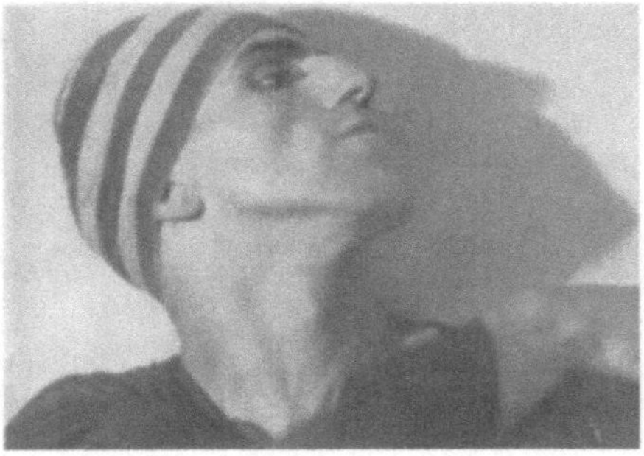

a

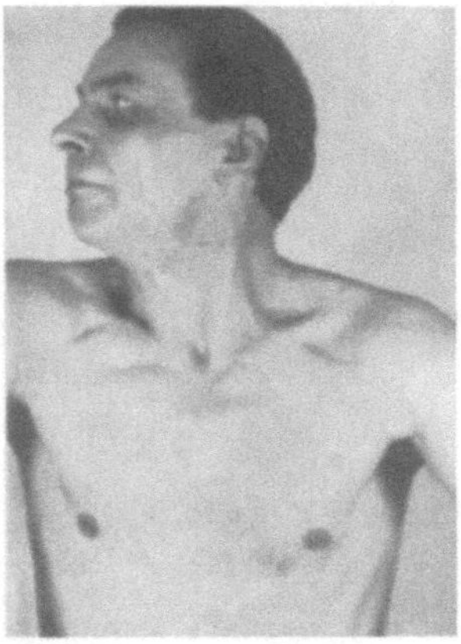

d

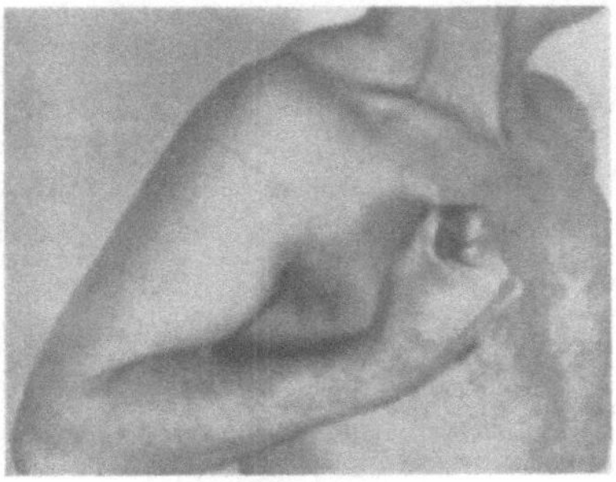

b

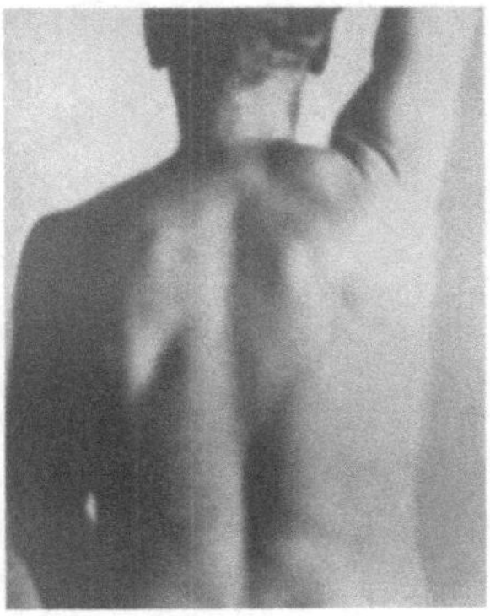

c

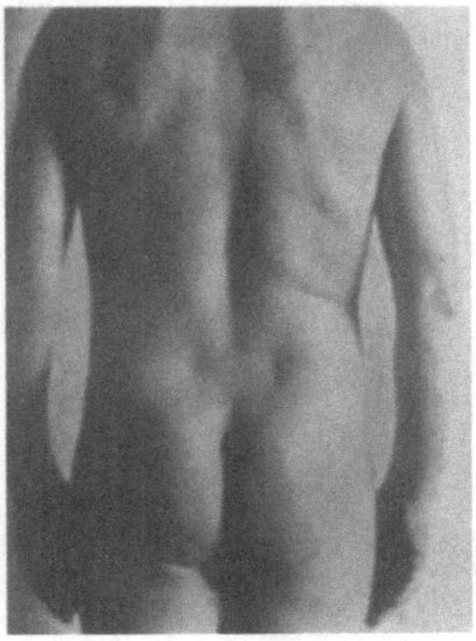

e

Über Hals und Rumpf.

a) Halsmuskulatur. Adamsapfel. Spitzkinnigkeit. b) Angespannter rechter Kopfwender und rechter Biceps. Faust. c) Zur Schulterblattfunktion bei Heben und Senken des Armes, Speckfalten. d) Die Schlüsselbeingruben, die Achselfalten und der große Kopfwender. e) Kreuzbeingruben, Wirbelsäulenkonturen, Gesäßfalten.

(Aufnahmen a von Hedwig Albrecht. Hamburg; b, c. d. e eigene Aufnahmen.)

breitoffenen Darmbeinschaufeln begrenzten, zapfenartigen, allerdings nach unten hin offenen Raum, das sogenannte große Becken, — unten einen durch ringförmige Knochenbildung stark verlängerten, etwas über kindskopfgroßen, kugeligen Nebenraum, das sogenannte kleine Becken. Zwischen beiden ist eine durch eine Knochenleiste innen genau markierte Trennung vorhanden, die man als „unbenannte" Linie bezeichnet und leicht am Skelett auffinden kann.

Der diese Knochen verflechtende Bindegewebsapparat hat am Rumpfe eine viel größere Bedeutung als etwa an den Extremitäten: Während dort die allerdings viel ausgedehnteren Bewegungen durch echte, hauptsächlich muskulär bewegte Gelenke zustande kommen, geschieht die nicht so ausgedehnte Knochenbewegung des Rumpfes zumeist durch falsche Gelenke, an denen ja dem Bindegewebe die Haupthalteaufgabe zufällt und die Muskeltätigkeit viel indirekter einwirkt. An der Wirbelsäule gibt es nur ganz kleine echte Gelenke; es sind das einmal die gleichen wie an der Halswirbelsäule zwischen den einzelnen Wirbeln, Gelenkchen zwischen kleinen, spitzigen Knochenhervorragungen im Anfangsteil der Wirbelbögen nach oben und unten, die naturgemäß nur kleine Nickbewegungen zwischen den hier zusammentreffenden Wirbeln gestatten, dann gibt es an der Brustwirbelsäule ebenso kleine Gelenkflächen seitlich zwischen je zwei Wirbelkörpern, ebensolche an der Vorderseite der seitlichen Wirbelfortsätze, die für die Rippen bestimmt sind, auf letztere stützen sich gewissermaßen die Rippen auf. Alle übrigen Bezirke, an denen Knochen aneinander grenzen, haben den Bau der falschen Gelenke, von denen wir drei verschiedene Arten unterscheiden: Einmal werden die Knochenenden einfach durch das den Knochenspalt überziehende Bindegewebe zusammengehalten; das ist nur der Fall bei den schon mehrfach erwähnten Gelenken zwischen den Kreuzbeinen und den Hüftbeinen beiderseits; daß die Beweglichkeit auch hier keine sehr große ist, dürfte selbstverständlich sein. — Zweitens kann zwischen Knochenenden ein Knorpelstück liegen, welches seinerseits an dem Knochen durch straffes Bindegewebe fest gehalten wird; das ist zwischen den Rippen und dem Brustbein vorhanden; bei den untersten Rippen geht der Knorpel sogar nicht einmal bis an das Brustbein heran, sondern ihre Knorpelenden laufen in die Rippenknorpel der höheren Rippen ein. — Endlich ist zwischen breiten Knochenenden zuweilen ein bindegewebig-knorpeliges Polster eingeschoben; diese Gelenksform ist am ganzen Rumpfe bei weitem vorherrschend; es liegt ja zwischen je zwei Wirbelkörpern ein solches Polster, dessen sehr eigenartiger anatomischer Bau eine große Quellbarkeit des Scheibenzentrums gestattet, so daß die „Zwischenwirbelscheibe" ihrer Bezeichnung als Polster vollauf gerecht werden kann; ein weiteres solches Gebilde liegt am Beckenring vorn, wo die Schambeine in der Schamfuge aneinander stoßen. Daß diese Scheiben ihrerseits sehr stark von Bindegewebe umgeben und mit dem Knochen verbunden sein müssen, ist bei der Polsterfunktion selbstverständlich. —

Damit ist die Frage nach dem Bindegewebsapparat der Rumpfknochen erneut angeschnitten, wobei ich gleichzeitig auf die diesbezüglichen Ausführungen bei der Halswirbelsäule verweise. Wie dort, wäre hier zu beschreiben, wie innig und fest die einzelnen Wirbel auch in ihren einzelnen Teilen miteinander durch kurze und lange Bänder verbunden sind; in gleicher Weise sind auch die Rippen von einem, die kleinen obenerwähnten Gelenke überspannenden, sehnigen Bindegewebe mit der Wirbelsäule verbunden, desgleichen die Rippen mit ihren Knorpeln (s. o.), jene wieder mit dem Brustbein, das Kreuzbein besonders fest mit den Hüftbeinen und den Steißbeinen, die knöchernen, abwärts gerichteten Fortsätze der Hüftbeine miteinander, so daß hier eine feste, kanalartige Wand des kleinen Beckens (s. o.) entsteht. Über die Ausdehnung und Wichtigkeit dieses sehnigen Bindegewebes macht sich der Laie nach unserer Erfahrung eine viel zu kleine Vorstellung, weswegen ich eindrücklichst darauf hingewiesen habe.

So wird durch Knochen, Gelenke und umgebendes sehniges Bindegewebe eine feste Rumpfhöhle gebildet, deren Form im ganzen ich noch kurz zu besprechen hätte: Zunächst ein Wort über die Krümmung der Wirbelsäule! Wenn auch gewisse individuelle Differenzen vorkommen, so schließt sich an den obenbeschriebenen, in seiner Mitte leicht nach vorn vorstehenden Halsteil die Brustwirbelsäule an, die bekanntermaßen etwa im oberen und mittleren Drittel eine Ausbuchtung nach hinten aufweist — es ist bekannt, daß im Alter diese Krümmung besonders hochgradig, und die Wirbelsäule hier herabgesetzt bewegungsfähig ist, man spricht dann von „rundem Rücken“, — daß bei den buckligen, ehedem meist stark rachitischen Individuen diese Krümmung sehr hochgradig, und diese übrigens auch mit einer Verschiebung der ganzen Brustwirbelsäule nach einer Seite vergesellschaftet zu sein pflegt, ist bekannt, — abzugrenzen wäre noch hier die Tuberkulose der Wirbelsäule, die ebenfalls zu einer, hier allerdings spitzwinkligen Krümmung der Wirbelsäule führt. Die Lendenwirbelsäule ist dann in geringem Grade wieder nach vorn ausgebuchtet, so daß im Rücken gewissermaßen eine Höhlung entsteht, die übrigens beim Manne tiefer zu sein pflegt als bei der Frau, deren Becken weniger steil steht. Das Kreuzbein hat als Rückwand des kleinen Beckens natürlich wieder eine Beugung des Mittelteils nach hinten; diese ist sehr erheblich, besonders beim Manne. Im ganzen gesehen, kann man sich die Wirbelsäulenform mnemotechnisch daran merken, daß etwa (von der linken Seite gesehen) zwei aneinander geschlungene und untereinander stehende S-förmige Krümmungen bestehen. — Der Brustkorb richtet sich natürlich in seiner Größe nach der Länge der Brustwirbelsäule; die Form ist bekanntlich normalerweise so, daß oben nur eine wenig über halsbreite Rippenkontur besteht, daß dagegen durch Längenzunahme der Rippen recht bald ein vier- bis fünffacher Umfang entsteht. Ein krankhaft weiter Brustkorb entwickelt sich bei gewissen Lungenkrankheiten, besonders der Lungenerweiterung (Emphysem). Die Konturen des mit Haut bedeckten Körpers lassen nur bei

Mageren und da auch nur am unteren Brustteil auf die Brustkorbform schließen; ein dickes Unterhautfettgewebe kann gerade am Brustkorb die Form sehr stark verwischen, so daß man auch als Sachkundiger oft bei der Sektion kurzer „Fettleibiger" über die Schmalheit des Brustkorbes erstaunt ist. Daß sich eine Wirbelsäulenverkrümmung auch auf die Rippen und damit auf die Brustkorbform auswirkt, ist ja wohl selbstverständlich und bedarf in jedem gegebenen Falle des genauen Studiums am Modell. — Das Becken, von dessen hervortretender Größe im Breiten- und Tiefendurchmesser beim Weibe ja schon im ersten Kapitel die Rede war, und dessen geringer Steilstand beim Weibe, immer im Gegensatz zum Manne, in diesen Zeilen bereits angedeutet wurde, hat beim Manne nur stützende Funktion, während ja bei der Frau noch die Gebärfunktion wesentliche Anforderungen an Form und Elastizität des knöchernen Beckens stellt; daher die schon erwähnten weiblichen Besonderheiten: nur geringe Steilheit, breite Tiefe und fast cylindrische, allerdings stark gebogene, kanalartige Bildung des Beckenausgangs.

Die innere Form der umkleideten Höhle wäre nach Besprechung auch der muskulären Hüllen des Rumpfes zu erläutern, hier soll nur darauf hingewiesen werden, daß wir es nicht mit einem im Horizontalendurchschnitt platt-ovalen Höhlenraum zu tun haben, sondern daß dieser durch Vorspringen der Wirbelkörper von hinten nach innen zu stark eingedellt ist, daß ferner durch das Kleinsein der obersten Rippen kuppelartige Hohlräume beiderseits oben entstehen. Von den Bezeichnungen „großes und kleines Becken" ist bereits gesprochen; daß besonders letzteres beim Weibe sehr geräumig ist, dürfte ebenfalls aus dem bisher Besprochenen verständlich geworden sein.

Bleibt noch für dieses Kapitel die Grenze der Beweglichkeit dieser Rumpfknochen zu ziehen: Was zunächst wieder die Wirbelsäule anlangt, so ist sie in der Jugend natürlich wesentlich größer als mit zunehmenden Jahren, beim Training ebenfalls viel ausgeprägter als sonst. Viel häufiger, als der Laie es glaubt, wird die Wirbelsäulenbewegung im täglichen Leben in Anspruch genommen: Für alle Wendebewegungen des Rumpfes wird vornehmlich die untere Brustwirbelsäule, für die Bewegungen nach vorn und rückwärts vornehmlich aber Hals- und Lendenwirbelsäule in Tätigkeit gesetzt, erstere bei allen Kopfbewegungen, letztere bei solchen des Brustkorbes und Beckens; gerade letzteres wird so häufig übersehen; die Artisten machen besonders häufigen Gebrauch von ihrer Lendenwirbelsäule, und zwar zumeist so, daß das ganze Becken stark gegen jene gebeugt wird; es kommen vornehmlich durch diese Bewegungen jene phantastischen Stellungen zustande, die das Publikum an den sogenannten „Schlangenmenschen" so sehr in Erstaunen setzt. — Schließlich bleibt noch ein Wort übrig zu sagen über die Beweglichkeit des Brustkorbes: Sie unterscheidet sich wesentlich zwischen Mann und Frau, und so unterscheidet man auch zwischen männlichem und weiblichem Atemtypus: Das Weib atmet hauptsächlich durch Heben und Senken des Brustkorbes, während die Atmung des Mannes vornehmlich durch Heben und Senken des Zwerchfells, also auf Grund einer Erweiterung des Bauchraumes geschieht, eine Tatsache, über die der Künstler orientiert sein muß. —

So weit über die Knochen, Gelenke und Sehnen des Rumpfes; es reiht sich zwanglos die Besprechung der Rumpfmuskulatur an.

XIII. Die muskulären Elemente des Rumpfes.

Wie der vorige, hat dieser Absatz für den Künstler insofern nur bedingtes Interesse, als die hier zu beschreibenden Muskeln an der Oberfläche des Körpers nur zum allerkleinsten Teile sichtbar werden, was in einer späteren Zusammenfassung noch genauer dargelegt werden soll. Hier sind nämlich nur die Muskeln erwähnt, die im Verein mit den im vorigen Abschnitte dargestellten Knochen und Sehnen die Hülle der inneren Organe abgeben; es soll also nicht von den zu den Extremitätenbewegungen notwendigen Muskeln, soweit sie am Rumpfe meist oberflächlich liegen, gesprochen werden.

Mich erinnert ein so freipräparierter menschlicher Rumpf immer an die fertiggeschlachteten Leiber von Hammeln oder Kälbern, wie sie der Fleischer aushängt; er nimmt ja vielfach die vorderen Extremitäten mit dem Schulterblatt und dem Kopfe ab, so daß auch hier, wenigstens in den oberen Teilen, nur die einfache Rumpfhülle übrig bleibt.

Die am Rumpfe zumeist tiefliegenden, eigentlichen Rumpfmuskeln dienen einmal der Bewegung der Wirbelsäule selbst (s. w. u.), dann aber als in sich bewegliche Hülle des ganzen Rumpfes.

Die richtige Erfassung besonders dieser letzten Muskelgruppe wird auch dem studierenden Mediziner m. E. zu schwer gemacht, und ich habe mir selbst mit der Zeit ein vereinfachtes Schema gemacht, an Hand dessen ich größeres Verständnis für diese Dinge bekommen habe. Da mir diese Vorstellung auch für den Künstler geeignet erscheint, möge sie hier folgen:

Ein überaus großer Zeitraum ist wohl notwendig gewesen, um den Menschen in seiner heutigen Entwicklung entstehen zu lassen, insbesondere wird auch die Art der Körpermuskulatur aus den primitivsten Anlagen bis zur heutigen Artentwicklung lange Zeit gebraucht haben. Die Art der Anordnung unserer Körpermuskulatur, besonders der des Rumpfes, läßt nun mit gutem Rechte darauf schließen, daß sie, wie bei niederen und auch höheren Tieren, früher viel einheitlicher gelagert war. Schon bei den extremitätenlosen Würmern findet sich ein Muskelschlauch dicht unter der Haut, der zumeist aus Längsfasern, bei höheren Formen außerdem aus Ringfasern besteht; die ebenfalls ja extremitätenlosen Schlangen zeigen ein ähnliches, wenn auch durch Hinzutreten von Schrägfasern komplizierteres Bild, jedoch ist auch hier eine sehr deutliche muskuläre Körperhülle vorhanden, die ja die große Bewegungsfähigkeit dieser Tiere ermöglicht. Stellt man sich nun vor, daß bei höher entwickelten Tieren jede Gruppe Extremitäten vielfach in der Zweizahl jederseits hinzutreten, so bleibt — von der Differenzierung der Extremitäten- und Kopfmuskeln abgesehen — am Rumpfe der Unterhautmuskelschlauch als zum Teil recht primitives Organ zurück. Unter diesem Gesichtswinkel möchte ich die eigentliche Rumpfmuskulatur des Menschen betrachten.

Vorher aber muß ich folgende, ebenfalls zoologisch interessante Erscheinung erwähnen: Viele niedere Tiere setzen sich aus Segmenten zusammen, nahezu gleichgebauten Quergliedern, so z. B. die höheren Würmer (etwa Bandwürmer) und die Insekten. Diese Segmentierung ist bei Entwicklung eines Knochensystems ebenfalls sehr deutlich (z. B. bei den Fischen), und wir haben auch am menschlichen Körper in den einzelnen Wirbeln mit den dazugehörigen Rippen davon die besten Beweise.

Der menschliche Rumpf hat vier muskuläre Hüllen, zwei Schräghüllen, eine Längshülle und eine ringförmige Hülle, die allerdings sämtlich nicht vollständig (mehr) ausgeprägt sind, und die nicht immer die gleiche Tiefenlagerung zu einander behalten. Die am meisten äußerlich liegende Hülle ist der paarige äußere Schrägmuskel: Er nimmt fast die ganze Rumpfhälfte ein, kommt aus der Gegend der ganzen Brustwirbelsäule hinten oben beiderseits und zieht dann nach vorn unten in der Richtung zur Schamfuge abwärts, und zwar so, daß er oben in getrennten Portionen als äußerer Zwischenrippenmuskel in den einzelnen Zwischenrippenräumen abwärts zieht und nach Verlassen der Rippenbögen als äußerer schräger Bauchmuskel zur Körpermittellinie hinabzieht, indem seine letzten 10—12 cm als „vordere Rectusscheide“ in grobfaserige Sehnen übergehen, um sich mit denjenigen der anderne Seite auf das Festeste zu verflechten. — Der ebenfalls paarige innere Schrägmuskel, die nächst tiefere Lage, dessen Fasern vielfach im rechten Winkel zu dem ersteren stehen, nimmt an jeder Rumpfseite einen etwas kleineren Raum ein; er beginnt oben, ebenfalls zunächst zwischen den einzelnen Rippen liegend, in der Umgebung des Brustbeines, und weiter abwärts in der Körpermittellinie mit sehnigen Anfängen; seine Fasern verlaufen von vorn oben nach unten hinten abwärts zunächst als „innerer Zwischenrippenmuskel“, weiter unten nach Verlassen der Rippenbögen als „innerer schräger Bauchmuskel“ in gleicher Richtung zur Darmbeinschaufel, und zwar hauptsächlich zu ihrer leicht fühlbaren vorderen Spitze, die ja als bekannter Knochenvorsprung vorn seitlich des Bauches liegt. — Unter diesen Muskellagen liegt dann, wieder paarig, als dritte der Rumpflängsmuskel, der allerdings nur in zwei kleineren, nur in der Bauchgegend liegenden Abschnitten beim heutigen Menschen erhalten ist, einmal in dem in der Lendengegend sehr tief liegenden, die untersten Rippen mit dem Darmbeinkamm verbindenden „quadratförmigen“ Muskel, der für den Künstler praktisch wenig Bedeutung hat, dann aber in dem sehr bekannten, für den Darsteller höchst wichtigen geraden Bauchmuskel, mit Fachnamen Rektus genannt, der jederseits der Körpermittellinie den Rippenbogenwinkel mit den Schambeinen verbindet; er zeichnet sich in seiner Form dadurch aus, daß er deutlich eine, durch die Haut hindurch häufig erkennbare Quersegmentierung aufweist; es ziehen nämlich drei bis vier sehnige Querfurchen durch den Muskel, von denen die dritte meist in Höhe des Nabels zu liegen pflegt; der Muskel dient als Weichteilstütze für die Bauchorgane und vermag auch den Brustkorb gegen die Schambeine heranzubringen, wenn auch diese Tätigkeit vom Laienpublikum meist überschätzt wird; er liegt übrigens in der vorderen Bauchwand insofern sehr geschützt, als er vorn und hinten von Sehnenfeldern überlagert wird, die hier zum Teil bei dem schrägen Bauchmuskel erwähnt wurden. Die Brustgegend ist, wie gesagt, frei von Längsmuskulatur. — Die tiefste vierte Lage der Bauchhöhle ist die Ringmuskulatur: Auch diese ist nur in einzelnen Abschnitten vertreten; so kleidet z. B. eine allerdings schwache Ringmuskellage den Brustkorb besonders vorn aus, sie liegt nicht zwischen den Rippen, sondern ihnen von innen an; eine wesentlich stärkere Ringmuskulatur hat der Bauch, allerdings nur vorn, Querfasern ziehen als tiefste Lage von einer zur anderen Seite; ihr Mittelfeld ist ebenfalls sehnig wie an den Schrägmuskeln, es bildet, übrigens nur im oberen Bauchteil, in Verbindung mit einem Teil der inneren Schrägfasern das rückwärtige Blatt der sogenannten Rektusscheide, jenes durch Sehnen gebildeten Faches, in dem der gerade Bauchmuskel liegt.

Übersieht man das hier Geschilderte, so erkennt man unschwer, daß die von den Knochen am Rumpfe vorn unten gelassene, breite Öffnung des Bauches durch Muskulatur besonders gut und sicher gedeckt ist, während alle übrigen, durch Knochen geschützten Partien mit Muskulatur stiefmütterlich behandelt sind. — Bezüglich der Funktion der Muskulatur ist damit schon einiges gesagt, nämlich daß die Bauchhöhle unter ganz besonderem Schutze steht. Werden die Muskeln einzeln in Tätigkeit gesetzt, so werden die Schrägmuskeln natürlich Rumpfdrehungen ausführen, während die Längs- und Ringmuskulatur die Eingeweide zusammenpressen, die erstere im erwähnten Sinne der Verkürzung der vorderen Bauchmittellinie, die letztere derjenigen der Bauchquerlinie. —

Zeichnerisch wichtig ist aus diesem Abschnitt eigentlich nur der gerade Bauchmuskel, der „Rektus“, der jederseits der hier sehnigen, durch Längsfurchung der Bauchhaut vielfach sichtbaren Mittellinie liegende Muskelwulst, der Rippenbogenwinkel und Schambeine verbindet; die erwähnten sehnigen Einschnürungen dieses Muskels sind als Querfalten an der Bauchhaut oft deutlich. Die Darmbeinkämme sind nur bei Mageren erkennbar, wohl immer jedoch ihre vordere Kante, die ja für die Muskelansätze des Bauches so bedeutungsvoll ist. Oberhalb derselben können die seitlichen Bauchmuskeln als Wulstungen, besonders beim Rumpfdrehen und bei starken Eingeweiden in Erscheinung treten. — Alle übrigen muskulären Rumpfhüllen liegen so tief unter der Haut und zum Teil besonders oben unter Extremitätenmuskeln versteckt, daß sie kein zeichnerisches Interesse haben, sondern nur zum Verständnis der Rumpfmuskulatur und ihrer Funktion hier genauer besprochen wurden.

Die zweite Muskelgruppe neben den also nur zum Teil wichtigen muskulären Hüllen des Rumpfes sind, wie schon oben angedeutet, die eigentlichen Wirbelsäulenmuskeln; da naturgemäß die seitlichen Partien der Wirbelsäule durch andersartige Gebilde, oben die Rippen und ihre zugehörige Muskulatur, unten die Lendenmuskulatur und die Darmbeinschaufeln eingenommen werden, bleibt an der Wirbelsäule nur Platz für vordere und rückwärtige Muskulatur, deren oberster Teil, die Halspartie, bereits im Kapitel IX besprochen wurde: Der größte Muskel aus dieser Gruppe ist der rückwärtige, der im ganzen genommen als Aufrichter des Rückens zu bezeichnen ist; er ist paarig, ist die unmittelbare Fortsetzung der rückwärtigen, geraden Halswirbelsäulenmuskeln, liegt mit seinen Wülsten beiderseits der Dornfortsätze, nimmt an Dicke nach unten hin beträchtlich zu und liegt in einem Knochenbette, was nach innen zu durch die Dornfortsätze, nach vorn durch Teile der Rippen und nach seitwärts zu durch die Summe der sogenannten Rippenbogenwinkel (kleine Knickungen der Rippen nach hinten) gebildet wird; anatomisch setzt er sich aus vielen kleinen, einzeln präparierbaren und medizinisch mit genauer Nomenklatur belegten Einzelmuskeln zusammen, doch genügt für den Künstler die einheitliche Bezeichnung, zumal er diese beiden Muskeln durch die Haut einheitlich als einheitliche Wülste erkennen kann, die sich aus den Nackenwülsten, an Dicke zunehmend, nach unten bis zu dem Kreuzbein erstrecken. Die Funktion ist, wie der Name sagt, einmal die der Aufrichtung des gebeugten Rückens, dann aber dient er, was häufig übersehen wird, dem gebeugten Rücken gewissermaßen als Haltezügel, damit die Festigkeit der Haltung dauernd muskulär, nicht nur durch eine gewisse Balance der Wirbel aufeinander sicher gestellt ist. Zur seitlichen Rumpfbeugung muß die isolierte Tätigkeit des Gleichseitigen der beiden Aufrichter beitragen. — Vorn ist die entsprechende Muskulatur, die der Wirbelsäulenbeugung dient, nicht so vollständig in ganzer Länge vertreten wie hinten, vielleicht deshalb, weil die ganze Last der vorn an der Wirbelsäule liegenden Knochen, Muskeln und Eingeweide durch ihre Schwere allein eine Beugung der Wirbelsäule nach vorn beim Nachlassen des hinteren Haltezügels, des Aufrichters des Rückens, ermöglicht: Über den wohlausgebildeten Halsteil ist bereits gesprochen; an der ganzen Brustwirbelsäule fehlt ein Beuger; in der Lendengegend vorn, dabei natürlich hinter den Bauchorganen und der Bauchhöhle, liegen zwei außerordentlich kräftige Beuger, von denen der eine an der Lendenwirbelsäule (Psoas) und der andere an der Innenfläche der Darmbeinschaufel (Iliacus) beginnt, beide ziehen dann gemeinsam über die Schambeine hinweg an die Innenseite der Oberschenkelknochen; entsprechend der anatomischen Wichtigkeit dieser Muskeln dürfte es ratsam sein, sich diese lateinischen Namen zu merken, deutsche gibt es m. W. nicht. Die Funktion ist leicht verständlich; bei aufrechter Haltung ziehen sie Becken und Lendenwirbelsäule nach vorn, in liegender Stellung wirkt derselbe Muskel als Extremitätenmuskel, also als Oberschenkelheber, weswegen er später bei der Anatomie des Beines wieder besprochen werden wird. Zeichnerische Bedeutung haben die Muskeln natürlich gar nicht. —

Bisher hat dieses Kapitel eine Zusammenstellung der Muskeln gebracht, welche die röhrenartige Höhle des Rumpfes und den Bewegungsmechanismus ihrer Hauptstütze, nämlich der Wirbelsäule, darstellen. Damit ist in der Vorstellung ein bewegliches Rumpfgerüst entstanden, das sich aus einer hinten liegenden sehr festen Stütze und ferner aus einem angegliederten, sich nach vorn erstreckenden, sich in der Mitte allerdings stark erweiternden, rohrartigen Hohlraum zusammensetzt.

Es ist selbstverständlich, daß zu diesem Abschnitte auch eine Beschreibung der Elemente gehört, die nach oben und unten hin die Rumpfhöhle abschließen; auch dürfte es hier am Platze sein, Eingehenderes über das Zwerchfell zu sagen, da es ja die Rumpfhöhle in zwei große Abschnitte teilt.

Der knöcherne Brustkorb, welcher oben einen für etwa zwei Fäuste durchgängigen Zugang läßt, ist nach oben hin geschlossen einmal durch die in der Mitte liegenden Weichteile, Luftröhre und Speiseröhre, sowie nicht selten durch den unteren Rand der Schilddrüse; in den seitlichen Partien liegen die in unserer Vorstellung noch bleibenden seitlichen Öffnungen, welche etwa der oberen Schlüsselbeingruben (s. Kapitel XI) entsprechen. Diese werden zwar ganz seitlich von Muskeln überdacht, die von der Halswirbelsäule zur ersten und zweiten Rippe ziehen (s. o.), mehr nach der Mitte zu aber bleibt den Lungenspitzen ein ziemlich breiter Platz, an dem man, besonders beim Einatmen, tief einzudrücken vermag, und wo die Lungenspitzen sehr dicht und wenig geschützt unter der Haut liegen können; Verletzungen, etwa durch Messerstiche, in dieser Gegend sind sehr lebensgefährlich; daß Lungennarben, insbesondere bei veralteter Tuberkulose, hier häufig entstehen und zu Verwachsungen selbst mit der Haut führen können, sei nebenbei erwähnt. — Das Becken ist nach unten durch die so zusammengefaßte Damm-Muskulatur abgeschlossen; diese gehört zum Teil vorn den unten noch zu besprechenden Geschlechtsorganen, nach hinten aber dem Mastdarm an und verschließt die knöcherne Öffnung des Beckenringes viel besser, als das bei der oberen Rumpföffnung der Fall ist.

Das Zwerchfell, welches ja die Brust- von der Bauchhöhle trennt, ist ein dünner „„fellartiger“ Muskel, der im Oberteil der Bauchhöhle zwei seitlich liegende, breite, kuppelartige Höhlungen bewirkt, in denen rechts die Leber, links Milz und ein Teil Dickdarm liegt; dadurch entstehen auf der Zwerchfelloberfläche komplizierte Nischen, in denen die unteren Lungenränder, besonders bei tiefer Einatmung Platz finden. — Dementsprechend beginnt das Zwerchfell mit kurzen, sehnigen Ansätzen rings im Innern der Rumpfhöhle, und zwar unterhalb der Mitte, etwa in Lendenhöhe, wird dann allseitig schnell muskulös, die Fasern laufen radiär nach oben innen, werden, nachdem beiderseits die beschriebenen Kuppelräume gebildet sind, im Zentrum wieder stark sehnig und finden sich mit den gegenüberliegenden Fasern in derbem Geflecht zusammen, welches nur drei schmale Lücken enthält, einmal eine für die Speiseröhre, die sich dicht unterhalb mit dem Magen verbindet, dann eine für die große Körperschlagader (Aorta), die auf Umwegen, vom Herzen kommend, den Organismus mit nahrhaftem Blut versorgt, schließlich eine für die große, untere Höhlenvene, die „verbrauchtes“ Blut aus der unteren Körperhälfte (vom Zwerchfell ab gerechnet) der rechten Herzhöhle zuführt. Die beiden so durch das Zwerchfell gebildeten

Hohlräume sind normalerweise verschieden groß, der obere meist viel kleiner als der untere, doch läßt sich bei der, besonders beim Manne, sehr ausgedehnten Beweglichkeit des Zwerchfells beim Atmen, Husten, Lachen einerseits und bei der Tätigkeit, insbesondere der Entleerung der Bauchorgane andererseits, kein genaues Größenverhältnis angeben. Nebenbei die kurze Bemerkung, daß man bei forciertem Atmen nicht selten, besonders beim Manne, die Tätigkeit des Zwerchfells an der Haut sehen kann; doch gehört dazu ein geübtes Auge und eine praktische Unterweisung.

Zeichnerisches über den gesamten Rumpf muß ich später bringen, eben deswegen, weil ein gut Teil der am Rumpfe liegenden Muskeln zu den Gliedmaßen, besonders den oberen, gehört. Ich komme dann später auf die hier verstreut gebrachten, für den Künstler wichtigen Dinge nochmals im Zusammenhange zurück.

Auch für den Künstler sei nun im folgenden der Inhalt des Rumpfes besprochen; ohne diese Kenntnis wäre ein wahres Verständnis des Körpers schlechterdings unmöglich. — Es bedarf nur noch einer Vorbemerkung über die so bezeichneten „serösen Höhlen“: Die Vorstellung dieser Dinge gelingt am leichtesten, indem man an einen dünnwandigen Gummiballon denkt, den man, etwa mit der Faust eine Wand vor sich herdrückend, so stark einstülpt, daß überall Wand auf Wand liegt; die ursprüngliche Höhlung ist damit bei gleichbleibender Innenfläche auf einen Spalt reduziert. Solcher Hohlraum entspricht etwa der Form einer serösen Höhle im Rumpfe, deren es vier gibt, die Herzhöhle, die beiden Lungenhöhlen (auch Rippenfellhöhlen genannt) und die Bauchhöhle. Die Ballonhülle stellt dann die seröse Haut dar, in unserem Falle als Rippenfell, Bauchfell und Herzbeutelauskleidung bezeichnet; die eindrückende Faust wäre das Körperorgan, das Herz, je eine Lunge und die Bauchorgane, die sämtlich von seröser Haut überzogen sind. Die Vorstellung der beiden ersten Vorgänge gelingt leicht, doch stößt man immer wieder auf erschwertes Verstehen bei dem Schüler, wenn er den Begriff der Bauchhöhle in sich aufnehmen soll; das liegt natürlich an der Kompliziertheit der Bauchorgane, die alle von verschiedenen Seiten sich entwickelnde Bauchfellfalten vor sich her treiben; es sind nicht nur Leber und Milz von Bauchfell überzogen, sondern auch der ganze Magendarmkanal, der besonders weit das Wandbauchfell einstülpt, so daß gewisse Aufhängebänder durch Zusammenlegen beider Blätter entstehen, jedoch überall so, daß keine Stelle von Bauchfell frei bleibt. — Öffnet man also, etwa durch Schnitt, eine der serösen Höhlen und fragt, was in der Höhle liege, so ist unter normalen Verhältnissen die richtige Antwort die, daß nichts darin sei, wenn man von den wenigen Tropfen Flüssigkeit, die, wohl zu Gleitzwecken, von der Wand abgestoßen werden, absieht.

Damit wäre der Zeitpunkt gegeben, über die inneren Organe Einiges zu besprechen; zunächst über

XIV. Die Brustorgane.

Das Herz, ein ursprünglich paariges, aber schon bei vielen, auch niederen Tieren durch Verschmelzung zweier Hälften unpaar gewordenes Organ, ist muskulös-wandig und hat vier, sehr verschieden geräumige Höhlen; es dient bekanntlich als Bewegungsorgan des Blutes, also nur indirekt als Ernährungsorgan.

Es ist mitten im Brustkorb (nicht, wie man von Laien so oft hört, linkerseits) aufgehängt an seinen eigenen Zu- und Abführungsleitungsröhren, Arterien- und Venenhauptstämmen, die das Herz oben und hinten angreifen.

Seine Größe entspricht normalerweise etwa der Faust des Trägers; seine Form ist annähernd kugelig, jedoch liegt bekanntlich nach links eine leicht zugespitzte Vorwölbung, die „Herzspitze“, deren Lage im Brustkorb man an seiner Pulsation meist leicht erkennt, und zwar etwa im fünften Zwischenrippenraum, etwa innerhalb der sogenannten linken Brustwarzenlinie, einer durch die Brustwarzenmitte der Körpermittellinie parallel verlaufend gedachten Linie.

Die beiden Herzhälften, die rechte und linke, sind normalerweise voneinander völlig durch die Herzscheidewand getrennt, so daß von keiner Seite Blut zur anderen überströmen kann; doch sind die Teile so fest mit einander verklammert, daß der Laie, von außen wenigstens, kaum die Grenze zu erkennen vermag; aber auch präparatorisch ist es schwer, die vier einzelnen Teile zu trennen. Jede Herzseite verfügt bekanntlich über zwei solcher Hohlräume, einen kleineren Vorhof und eine größere, die eigentliche Kraft abgebende Kammer, so daß also zwei Vorhöfe und zwei Kammern im Herzen vorhanden sind, wobei aber betont sei, daß die rechten Hohlräume in der Norm kleiner sind als die linken.

Die rechte Herzhöhle enthält nur „verbrauchtes“, kohlensäurereiches, u. a. aber mit den so lebensnotwendigen Lebernährstoffen angereichertes, dunkelblaurotes „venöses“ Blut. Die linke, größere Herzhälfte dagegen enthält hellrotes, sauerstoffreiches und körperbrauchbares, „arterielles“ Blut. Irreführend erscheint dem Laien die Bezeichnung der Gefäße, die, falls vom Herzen wegführend, als Arterien, falls zum Herzen hinführend, als Venen bezeichnet werden, obwohl die Lungenvenen z. B. arterielles, die Lungenarterien venöses Blut enthalten.

Ein volles Verständnis tritt jedoch ein, wenn man kurz den Kreislauf am Herzen bespricht, bezüglich der linken Herzseite folgendes: Von den Lungen gelangt durch die sogenannten Lungenvenen sauerstoffreiches, also arterielles Blut in den linken Vorhof, passiert von hier aus durch die sogenannte zweizipfelige Klappe in die sehr kräftige, von drehrunder Muskulatur gebildete linke Herzkammer, die durch rhythmische Bewegungen ihr arterielles Blut durch die sogenannten Aortenklappen in die Aorta, die große Körperschlagader, hineinwirft. Die rechte Herzseite, an sich etwas kleiner und wohl auch schwächer, nimmt durch die beiden Hohlvenen (die obere von Kopf, Armen und Brustorganen kommend, die untere von den Beinen und der Leber kommend) mit ihrem Vorhof körperverbrauchtes, in der Leber angereichertes, also venöses Blut auf, gibt es durch die dreizipfelige Klappe an die der linken Kammer gewissermaßen seitlich angesetzte rechte Kammer ab, die ihrerseits, nach Überschreiten der Lungenarterienklappen, dieses Blut vermittelst der sich bald teilenden Lungenarterien den Lungen zuführt.

Die aus dem Herzen das Blut befördernden Arterien, die Aorta und die Lungenarterie, überkreuzen sich unter Vorlagerung der Lungenarterie, und zwar so, daß im zweiten Zwischenrippenraum rechts dicht neben dem Brustbein die Aorta, im entsprechenden linken Zwischenraum die Lungenarterie liegt.

Daß das Herz selbst durch Arterien und Venen die sogenannten Kranzgefäße ernährt und durch ein, übrigens muskulöses, sogenanntes „Reizleitungssystem“ in Gang gehalten wird, sei nebenbei erwähnt.

Die oben schon beschriebene seröse, im Brustkorb vorn in der Mitte liegende Herzhöhle schließt das ganze Herz, nicht aber seine großen Gefäße, den sogenannten Herzstiel, ein; sie steht mit den serösen Lungenhöhlen (Rippenfellhöhlen) in keiner Verbindung.

Von der sehr komplizierten Herzfunktion sei später in diesem Kapitel noch einiges mehr erwähnt.

Die Zahl der verschiedenen chronischen (akute interessieren den Künstler kaum) Herzerkrankungen ist sehr groß: Herzfehler sind narbige Veränderungen der Klappen mit Verengerung; letztere führen natürlich zu den verschiedenartigsten Stauungen im ganzen Körper. Herzvergrößerung kann durch Verdickung der Herzwand, aber auch durch Erweiterung der Herzhöhlen zustande kommen. Eine sehr häufige Erkrankung des Alters ist die arteriosklerotische Veränderung der Herzwandarterien, die von schwersten Folgezuständen begleitet sein kann.

Die **Lungen** sind paarige, in ihrer Form aber ungleiche Organe. Diese Ungleichheit hat ihren natürlichen Grund in der Lagerung der Herzmitte nach links; so daß also die rechte Lunge größer ist als die linke; diese hat nur zwei, jene dagegen drei Abschnitte, Lappen genannt.

Ihre Größe ändert die Lunge bekanntlich stark bei der Atmung, indem die luftgefüllten Lungen als ballonähnliche, prallelastische Kissen, die luftleeren Lungen als schlaffe Säcke imponieren.

Die Lungen liegen mit dem größten Teil ihrer Oberfläche von innen der Brustkorbwand an, legen sich mit ihrer Unterfläche auf die beiden Zwerchfellkuppeln, schauen mit ihrer Innenseite zum Herzen und zum Mittelfell (s. u.) hin. Der von den Seitenpfeilern des kuppelartigen Zwerchfells und der Brustwand gebildete, spitznischenartige Raum (Komplementärraum) wird von den Lungenrändern eingenommen, die bei der Ausatmung aufwärts, bei Einatmung tief in diesen Raum herab steigen, was man an dem mit Haut bedeckten Körper nicht selten an dem Zwischenrippenraum zu beobachten Gelegenheit hat.

Die beiden serösen Lungenhöhlen (Rippenfellräume), die weder miteinander, noch mit dem Herzbeutel in Verbindung stehen, umschließen je eine ganze Lunge, aber nicht den sogenannten Lungenstiel, jene Gebilde, die die Verbindung zur Außenwelt und zum Herzen aufrecht erhalten, nämlich die Bronchien und die Lungengefäße, d. h. Venen mit arteriellem und Arterien mit venösem Blut.

Über die Verteilung dieser Wege innerhalb der Lungen folgendes: Die **Bronchien** sind Verzweigungen der Luftröhre, die etwa in mittlerer Höhe der Speiseröhre entstehen; die beiden Hauptzweige für die rechte und linke Lunge bezeichnet man als Hauptbronchien, die sich dann, wie ein sich verästelnder Baum, in kleinere Bronchien, in solche zweiter, dritter usw. Ordnung weiterteilen; feine Ästchen münden dann in die sogenannten Lungenbläschen (Alveolen), die sich ihrerseits zu Läppchen und diese wieder zu den Lungenlappen (s. o.) zusammensetzen; die Lungenbläschen sind die Luftendräume: Hier geschieht der bekannte Gasaustausch: Kohlensäureabgabe und Sauerstoffaufnahme, hier müssen also gleichzeitig die feinsten **Gefäßchen** in den Lungen sitzen, welche das Lungenbläschen knäuelartig umgreifen; ihr Blut entstammt venös letzten Endes aus der rechten Herzkammer und läuft arteriell letzten Endes in den linken Vorhof; die Teilung der großen Gefäße in immer kleinere und das Zusammenfließen jener zu immer größeren ist genau wie andernorts im Körper, wird hier Lungenkreislauf genannt.

Auch die Zahl der verschiedenen chronischen Lungenkrankheiten ist sehr groß: Die Tuberkulose der Lungen mit ihren schweren Allgemeinerscheinungen, insbesondere die nicht selten sehr starke Abmagerung, ist die häufigste, wenn auch keineswegs immer aussichtslose Erkrankung. Dann verdient die sogenannte Lungenerweiterung eine kurze Bemerkung: Sie besteht in einer Erweiterung der einzelnen Bläschen und damit der ganzen Lunge; sie kann so hochgradig werden, daß später der ganze Brustkorb stark faßförmig erweitert und durchschnittlich in weiter Einatmungsstellung gehalten wird; das ist für die Darstellung gewisser Menschentypen, insbesondere vieler Blasmusiker und starker Raucher von großer praktischer Bedeutung.

Herz, insbesondere seine rechte Hälfte, und **Lungen** haben natürlich die innigsten Beziehungen zueinander: Herzhindernisse wirken auf die Lungen, solche der Lungen naturgemäß auf das Herz, Wechselbeziehungen, die natürlich hier im einzelnen zu besprechen nicht der Platz ist, doch muß das angedeutet sein; wesentlich erscheint mir hier ein Hinwies auf die Folgezustände im ganzen Organismus bei Herz- und Lungenerkrankungen: Diese bestehen einmal in einer Erweiterung der Körpervenen, so daß diese bläulich durch die Haut durchscheinen (Blausucht oder Cyanose), in Ansammlung von Flüssigkeit im Unterhautgewebe, besonders an den Beinen als Ödeme und in den serösen Höhlen als Ergüsse, etwa in der Bauchhöhle oder einer der drei Brustkorbhöhlen, endlich in Vergrößerung der Knochen und Weichteile, besonders an der Spitze der Extremitäten; so werden die Nägel uhrschälchenähnlich gebogen, die Finger bekommen die sogenannte Trommelschlägelform.

Damit sind im wesentlichen die Organe der Brusthöhle besprochen; außer ihnen liegen im Brustkorb aber natürlich noch die Zuleitungs- und Abführgänge derselben; auch die

Speiseröhre führt bekanntlich hindurch; diese Kanäle liegen sämtlich im sogenannten Mittelfell, einem bindegewebigen Maschennetz, das sich zwischen und hinter dem Treffpunkt der drei erwähnten serösen Höhlen (Herzbeutel und den beiden Rippenfellräumen) bildet, also der Wirbelsäule, speziell den Wirbelkörpern anliegt.

Die Speiseröhre liegt unmittelbar der Wirbelsäule als plattzusammengelegtes, muskulöses, schlauchartiges Rohr (Einzelheiten s. Kapitel X) an. — Auf dem oberen Teile der Speiseröhre liegt mit ihrer rein muskulösen Rückfläche die Luftröhre (Einzelheiten s. ebenda); etwa in horizontaler Speiseröhrenmitte teilt sie sich in die beiden Hauptbronchien (s. o.), die an ihren Enden schon von der Rippenfellhöhle umgeben sind. — Über dem linken Hauptbronchus reitet gewissermaßen der Aortenbogen, jene Krümmung der Aorta (s. o.), welche, aus der linken Herzkammer als über daumendickes Rohr kommend, zunächst eine kurze Strecke nach oben verläuft, dann aber im Bogen von 180 Grad nach hinten und später nach unten zieht, um dann, links neben und später hinter der Speiseröhre verlaufend, hinter jener das Zwerchfell zu durchdringen; sie gibt im Bogenteil vier große Stämme ab, zwei zu den Armen und je einen zu jeder Kopfseite, letztere Stämme sind bereits bei den Halsweichteilen besprochen; außerdem erfolgt die Abgabe von kleineren Ernährungsästen an das Herz (Kranzarterien), die Lungen, an die Zwischenrippenräume und das Zwerchfell. Gewisse Krankheiten der Aorta seien hier noch kurz erwähnt, zunächst die so überaus häufige Arteriosklerose, dann aber die aus verschiedenen Ursachen entstehende Erweiterung der Aorta, die besonders schwere Folgezustände haben kann. — Die übrigen weiten Blutleitungsröhren über, hinter und unter dem Herzen sind kürzere und etwas dünnere Gebilde, die bereits bei der Herzanatomie (s. o.) besprochen wurden, sie nehmen bei praller Füllung einen beträchtlichen Raum im mittleren, oberen Teile des Brustkorbes, vom Mittelfell umgeben, ein. — Im Mittelfell liegen natürlich dann noch eine Reihe von Weichteilnervensträngen, die, verschiedensten Funktionen dienend, das Zwerchfell einerseits, alle Organe des Rumpfes andererseits, insbesondere den Magendarmkanal, versorgen; die letztere Nervengruppe zieht mit der Speiseröhre gleichzeitig zur Bauchhöhle hin. — Endlich müssen noch die vielen großen und kleinen Lymphknoten erwähnt werden, welche die Organlymphe, besonders von den Lungen, aufnehmen und reinigen und dann dem großen Milchbrustgang (vergl. Kapitel III) zuführen sollen; letzterer liegt als fast dünnbleistiftdickes, dünnwandiges Kanälchen dicht an der Wirbelsäule, rechts der Wirbelkörper, nachdem er etwa aus der Nierengegend herauf nach oben gestiegen ist.

Endlich wäre noch kurz ein für den Künstler unwichtiges Organ der Vollständigkeit halber zu erwähnen, das als plattes, verschieden großes Gebilde vor dem großen Gefäßstamm, also oberhalb des Herzens dicht unter dem Brustbein liegt, nämlich die Thymusdrüse, bei Tieren „Brieschen“ genannt, ein Organ, welches mit der Körperentwicklung wahrscheinlich sehr viel zu tun hat, das zu Zeiten der Geschlechtsreife sich zurückbildet und durch Fettgewebe ersetzt wird.

Damit wären alle Organe des Brustkorbes erwähnt und einiges über ihre Funktion und ihre für den Laien wichtigsten chronischen Erkrankungen gesagt. Bezüglich der Atemfunktion (Unterschiede zwischen männlichem und weiblichem Atemtypus) verweise ich auf den letzten Absatz des Kapitel XII.

XV. Die Bauchorgane.

Ähnlich wie in der Brusthöhle, liegen diese Organe, zum großen Teil von der serösen Bauchfellhaut umgeben, im Innern der Leibeshöhle, ein Teil aber — so die Nieren, Harnwege und Geschlechtsorgane — befindet sich größtenteils außerhalb, zumeist rückenwärts von ihr; man hätte demnach zu unterscheiden zwischen Bauchhöhlenorganen und außerhalb der Höhle liegenden Organen.

Zu ersteren gehört der größte Teil des **Magen-Darmkanals mit seinen Anhangsdrüsen**, abgesehen vom Enddarm:

Dicht unterhalb des Zwerchfells erweitert sich die Speiseröhre zum **Magen**. Dieser ist das weiteste Hohlorgan des menschlichen Körpers bei relativ dünner muskulöser Wand. Sein Fassungsvermögen wechselt stark und hängt natürlich auch von der jeweiligen Muskelspannung ab. Seine Form wird vielfach mit der eines Kuhhorns verglichen, indem der stärkste Teil in der linken Zwerchfellkuppe, der spitze Teil etwa rechts vorn gegen den elften Brustwirbelkörper liegt. Seine wechselnde Lage ist ebenfalls vom jeweiligen Füllungszustande abhängig. Die Wand besteht größtenteils aus Muskulatur, diese wird von außen von dem serösen Bauchfell überzogen, innerlich von Magenschleimhaut ausgekleidet, die im Interesse weiterer Verdauungsarbeit an die ja im Munde zerkleinerten Speisen Chemikalien, insbesondere Salzsäure, Lab und Pepsin abscheidet. — Die wichtigsten chronischen Magenerkrankungen sind die Magenerweiterung, bei welcher der Magen nicht selten bis zum Nabel, zuweilen sogar bis zu den Schambeinen herabhängen kann, ferner das Magengeschwür, welches von chronischem Blutverlust begleitet sein und zu Abmagerung führen kann, endlich der so häufige Magenkrebs, der die ganze Magenwand zuweilen in dicke, feste, nicht selten zerfallende Geschwulstmasse verwandelt. —

Die im Magen angesammelten Speisen gelangen durch einen muskulösen Schließmuskel, den Pförtner, in den **Zwölffingerdarm**, so benannt, weil seine Länge etwa zwölf Querfingerbreite beträgt. Er ist ein für zwei Finger durchgängiges muskulöses Hohlgebilde von einem (nach links offenen) hufeisenförmigen Verlauf dicht rechts neben den untersten Brustwirbelkörpern. Dieser Darmteil übt auf seinen Inhalt den chemisch wirksamsten Einfluß im ganzen Darmkanal aus, indem ihm Sekrete von der Leber und der Bauchspeicheldrüse zufließen. Diese Organe sollen später des näheren Berücksichtigung finden.

Der anschließende **Dünndarm**, dessen Name, im Gegensatz zum Dickdarm, auf seine nur etwa für zwei Finger durchgängige Stärke, aber auch auf den dünnflüssigen Inhalt bezogen werden kann, ist 5 bis 7 m lang, die Durchlaufszeit des Inhaltes beträgt 3 bis 5 Stunden; in vielen Schlingen, die durch ein fortlaufendes Band an der Wirbelsäule fixiert sind, verläuft er in die rechte Unterbauchgegend, also gegen die rechte Darmbeinschaufel zu. Hier mündet er mit muskulöser Klappe in den **Dickdarm**, in jenes, fast fünf Finger starke gewundene und vielfach eingeschnürte Rohr von $1^1/_2$ m Länge und einer Durchlaufszeit von 10 bis 14 Stunden, dessen Inhalt sich immer mehr eindickt; sein Anfangsteil wird ja als Blinddarm bezeichnet; bekannt ist sein, fälschlicherweise beim Laienpublikum auch als Blinddarm bezeichneter, bleistiftdicker, ebenfalls rohrartiger, durchschnittlich etwa 15 cm langer Anhang, der Wurmfortsatz des Blinddarms, dessen Entfernung heute von den Chirurgen so oft vorgenommen wird. Der Dickdarm verläuft aus der rechten Darmbeinschaufel aufwärts bis unter die Leber, dann nach links quer herüber in die Milzgegend, macht hier eine Knickung nach abwärts zur linken Darmbeinschaufel, von hier aus eine große, S-förmige Wendung nach hinten unten in das kleine Becken hinein und geht als Mastdarm dann zum Darmausgang, dessen Ringmuskulatur ja einen guten Darmschluß abgibt. — Die Funktion des ganzen Dünn- und Dickdarms kann kurz und einheitlich besprochen werden: Die durch wurmartige Bewegungen aller Darmteile vorwärts bewegten und in der besprochenen Weise im Körper vorbereiteten Speisen bieten sich dem Darm an; dieser hat die Aufgabe, die körperbrauchbaren Stoffe aufzusaugen; das geschieht weniger durch die Darmlymphgefäße, die zunächst an die Bauchlymphdrüsen und nach ihrer Durchwanderung zum Milchbrustgang ihren wässerigen Inhalt abgeben, als vielmehr durch ein am Darm weit verzweigtes Venennetz, Pfortader-System genannt, welches, außerhalb des übrigen Körpervenensystems stehend, sein an Nährstoffen aus dem Darm angereichertes Venenblut der Leber zuführt; überschüssiges Wasser wird erst im untersten Dickdarm aufgesaugt, dieses wandert aber nicht mit der Pfortader, sondern geht in die untere Hohlvene, so daß also hier ein unmittelbarer Zufluß zum Herzen, und zwar in die rechte Hälfte erfolgt. — Auf die Darmveränderungen kann hier nicht näher eingegangen werden, nur sei betont, daß sogenannte Starkleibigkeit nicht nur in Fettansatz der Bauchdecken, sondern oft genug in starker, chronischer Erweiterung der Gedärme ihren Grund hat. Unter einem Bruch versteht man das Hervortreten einer oder auch einiger Darmschlingen unter Vordrängen, oder sogar Verdrängen der Bauchwandmuskulatur, so daß dann unmittelbar unter der Haut Darmteile liegen können: Brüche treten bei Männern meist in den Leisten auf, bei Frauen übrigens viel seltener, an den Oberschenkeln hoch oben zutage; Nabelbrüche sind bei Kindern besonders häufig, jedoch auch bei Erwachsenen keine Seltenheit.

Soeben ist bereits die Hauptaufgabe der Leber gestreift, wozu noch einiges zu sagen wäre; vorher nur kurz einiges Anatomische: Sie ist das schwerste und fast größte Organ des menschlichen Körpers, sie nimmt einen großen Teil der rechten Oberbauchgegend ein, füllt die ganze rechte Zwerchfellkuppe aus, ragt nach vorn bis an den rechten Rippenbogen oder darüber hinaus, nach hinten herab bis gegen den oberen Pol der rechten Niere (s. dort). Die nach oben zugekehrte Leberoberfläche ist, im Ganzen betrachtet, etwa halbkugelig, die nach unten gekehrte fast eben. Die Leber durchziehen, in gewisser Weise ähnlich wie die Lungen, unendlich viele, röhrenartige Wege und Kanalschlingen; diese bestehen einmal aus Gefäßen, die das an Nährstoffen aus dem Darminhalte angereicherte Pfortaderblut zur chemischen Aufschließung in die Leberläppchen zu bringen haben, dann aus solchen, welche die brauchbaren Produkte mit Hilfe der aus der Leber herauswachsenden Lebervenen dem Herzen, und zwar seiner rechten Seite zuführen müssen, schließlich aus dem Gallengefäßnetz, welches die chemisch wirksamen Abfallstoffe mit Hilfe der Gallenwege zum Zwölffingerdarm hin ausscheiden soll, wo sie, wie schon oben betont, aufschließende Verdauungsarbeit leisten. Daß eine Leberschädigung auf den ganzen Organismus den allergrößten Einfluß ausüben wird, ist nach dem Genannten wohl selbstverständlich. — Unter dem Namen der Gallenwege werden Ausführungsgang der Galle aus der Leber und Gallenblase mit ihrem Zu- und Ableitungsrohr zusammengefaßt; die Dinge liegen nun so, daß der unmittelbar von der Leber zum Darm führende Gang lebenswichtig ist, während die an ihm seitlich mit einem besonderen Zu- und gleichzeitig Ableitungsgang angeschlossene Gallenblase nur ein nicht lebenswichtiges System mit Reservoirfunktionen ist; die Gallenblase kann der Mensch entbehren, während ein verlegender Stein im Leberdarmgang nach Auftreten einer hochgradigen Gelbsucht höcht lebensbedrohlich werden kann; Gallenblasensteine sind meist harmlos, erst die gleichzeitige Gallenblasenwandentzündung macht das Leiden unangenehm und gefährlich.

Die Bauchspeicheldrüse (Pankreas), obwohl z. T. extraserös gelagert, ist ein hierhergehöriges Organ. Es liegt als zweifingerstarkes, 15 bis 18 cm langes Gebilde quer über den untersten Brustwirbelkörpern, mit einem dickeren Kopfteil in der inneren Krümmung des Zwölffingerdarms (s. daselbst) und mit einem dünneren Schwanzteil gegen die Milz zu. — Obwohl für den Künstler unwichtig, muß sie doch als lebenswichtiges Organ der Körperfunktion erwähnt sein: Sie bildet aus dem ihr zugeführten Blut und mit Hilfe ihrer drüsigen Bestandteile, der sogenannten Inseln, einen chemisch auf den Darminhalt, besonders seine Fettsubstanzen sehr wirksamen Stoff, der mittelst seines Drüsenführungsganges ebenfalls in den Zwölffingerdarm fließt. — Allerlei Veränderungen der Drüse führen zu mangelhafter Fettverdauung und bekanntlich zur Zuckerkrankheit. Da man Beweise dafür hat, daß die Inseln hierbei eine große Rolle spielen, hat man tierische Bauchspeicheldrüsen bekanntlich zu dem modernen Mittel Insulin zur Bekämpfung der Zuckerkrankheit verarbeitet.

Zu der Gruppe der innerhalb der serösen Bauchhöhle liegenden Organe gehört nun noch die Milz, ein normalerweise durchschnittlich über faustgroßes, solides Organ, welches in der linken Zwerchfellkuppe eingebettet liegt. Seine vielfach umstrittene, der des Knochenmarks vermutlich sehr nahe liegende Funktion ist wohl in einer Blutreinigung und Bluterneuerung zu suchen. Das venöse Milzblut geht zur Leber, was natürlich für die Funktionsbeurteilung von größter Bedeutung ist.

Damit sind die intraserösen Bauchorgane besprochen; man rechnet aber zu den Bauchorganen noch die große Organgruppe der Harn- und Geschlechtsorgane, die, außerhalb des Bauchfelles liegend, einer eingehenden Erläuterung bedürfen:

Über die **Harnorgane** folgendes:

Die **Nieren**, paarige, solide Organe der Lendengegend liegen hinter der Bauchhöhle, seitlich der Wirbelkörper, und zwar der obersten Lendenwirbel. Die Form ist bekannt, ähnelt etwa einer Bohne; die Größe beträgt durchschnittlich 13 : 6 : 3 cm. Anatomische Einzelheiten sind, obwohl sehr genau erforscht, hier unnötig. Die Nierenfunktion besteht bekanntlich in der Hauptsache aus der Abscheidung des überflüssigen Wassers aus dem Blut, sowie der der sogenannten harnfähigen Substanzen; beide zusammen bilden den Harn. Dieser sammelt sich in den **Nierenbecken**, kleinen, etwa 10 bis 15 ccm fassenden Hohlräumen mit muskulöser Wand, die jederseits nach innen, seitlich der Nieren gelagert sind und sich jederseits in ein langes, bleistiftdickes, muskulöses Rohr, den **Harnleiter** fortsetzen. Beide Harnleiter schaffen den Harn schnell in die jederseits hinten unten einen Harnleiter aufnehmende **Harnblase**, ein hinter den Schambeinen liegendes, beim Manne kugeliges, bei der Frau mehr kegelartiges (Spitze nach unten gerichtet), muskulöswandiges Hohlorgan. Dieses ist meist durch einen Schließmuskel nach vorn unten abgeschlossen und hat durch die Harnröhre nach außen Abfluß. Letztere ist bei der Frau nur wenige Zentimeter lang, beim Manne verläuft sie als 20 bis 25 cm langes Rohr unterhalb des männlichen Gliedes, wo sie, außer dem Harn, noch die Produkte der Geschlechtsorgane abzuleiten hat (s. u.). — Die chronischen Erkrankungen des Nierensystems sind außerordentlich bedeutungsvoll für den Gesamtorganismus, denn sie wirken sich ja in der Herabsetzung der Funktion aus, d. h. wasser- und harnfähige Stoffe (s. o.) werden nicht in ausreichender Weise abgeschieden, sie bleiben im Blute zurück; damit entsteht im Laufe vieler Jahre ein erhöhter Blutdruck im großen Kreislauf, der seinerseits zur Wasseransammlung im Unterhautgewebe, besonders der Beine, und in den serösen Höhlen, ja zu Gefäßzerreißungen, besonders im Gehirn (Schlaganfälle) führen kann. — Die Harnwege können ebenfalls chronisch in mannigfacher Weise erkranken; weniger bekannt im Laienkreise ist die Tuberkulose, die, auch ohne wesentliche Lungenbeteiligung, zu starker Abmagerung und zum Tode führen kann, ferner die Steinleiden, die in unseren Gegenden keineswegs sehr häufig sind, endlich die häufigen, durch Vorsteherdrüsenvergrößerung (s. u.) entstehenden Harnwegleeiden, denen so viele alte Männer zum Opfer fallen. Weitere Einzelheiten dürften hier unwesentlich sein.

Vor der Beschreibung der Geschlechtsorgane wäre noch ein Wort über die **Nebennieren** zu sagen, über jene kleinen Drüsen mit innerer Sekretion, die als etwa 2 : 2 : $^1/_2$ cm große, solide Gebilde den oberen Polen jeder Niere anliegen; ihre Bestimmung ist im wesntlichen die der Regulierung des Blutdruckes.

Die **Geschlechtsorgane** bestehen aus den sogenannten Keimdrüsen und deren Ausführwegen; und zwar entstehen diese Gebilde bei beiden Geschlechtern aus gleichen Anlagen im Mutterleibe, doch ist die Entwicklung bis zur Geburt so kompliziert, zum Teil auch wenig erforscht und sicher, daß die zugehörige Besprechung getrennt nach den Geschlechtern hier erfolgen muß.

Die **männlichen Keimdrüsen** sind die beiden, je über pflaumengroßen Hoden, die allein sichtbaren inneren Organe der Bauchhöhle, d. h. sie entwickeln sich bei dem noch im Mutterleibe befindlichen Knaben innerhalb der Bauchhöhle, wandern aber abwärts und sollen in der Norm bei der Geburt schon im Hodensack, jenem stark muskulösen Hautbeutel enthalten sein; doch kommt ein verspätetes Einwandern und ein, allerdings zumeist einseitiges Ausbleiben dieser Wanderung nicht selten vor. Sind beide Hoden durch die Haut sichtbar, so hängt der linke normalerweise, etwa 1 bis 2 cm tiefer als der rechte, er erscheint auch meist durch seine größeren Zu- und Ableitungskanäle größer als jener. — Diese Organe bereiten durch Zellkernteilungen die Spermatozoen; es sind dies mikroskopisch kleine Gebilde mit einem aus Kernsubstanz bestehenden Kopf und einem unter Umständen starke Bewegungen vollführenden Schwanze, die in die weiblichen Keimzellen, das Ei eindringen müssen, wenn eine Befruchtung eintreten soll; die Spermatozoen sind also zur Erzeugung von Nachkommenschaft unbedingt erforderlich. Die Hoden sind außerdem noch Drüsen mit „innerer Sekretion", d. h. Organe, in denen Substanzen bereitet werden und mit den Venen aus ihnen heraustreten, welche für den ganzen Organismus von höchster Bedeutung sind; speziell für die Hoden ist ja bekannt, daß ihr Ausfall zu schwersten Veränderungen im Körper, zum sogenannten Eunuchoidismus, führt, d. h. zu mangelhafter Behaarung, zu aufallendem Längenwachstum des Körpers, zu starkem Fettansatz, hoher Stimmbildung und Veränderung des Charakters. — Die Ableitung der äußeren Sekrete geschieht zunächst von den Hoden aus beiderseits durch die Samenleiter, dickwandige, enge, dreifachmuskulöswandige Rohre, die sich aus den sehr kompliziert gebauten Nebenhoden entwickeln und von starker, äußerer Muskulatur (Teilmuskulatur der äußeren, schrägen Bauchmuskeln) umgeben sind und mit jener gegen die Leistengegend zu ziehen. Die Muskulatur des Hodensackes, sowie die obenerwähnte äußere Samenstrangmuskulatur, die auch Hodenzieher genannt wird, reagieren auf Kälte- und Schmerzreize mit Zusammenziehung, was gelegentlich für die Darstellung nicht ganz unwesentlich sein wird. — Nach Durchtritt durch die Bauchdecken in das Rumpfinnere läuft der Samenleiter dann beiderseits in einem Bogen einwärts ins kleine Becken, überquert von vorn den Harnleiter und läuft von hinten unten gegen den rückwärtigsten Teil der Harnröhre zu; dicht vor seiner Einmündung in letztere hat er beiderseits seitlich eine sackförmige Ausbuchtung, die Samenblasen, die zeitweise den wohl dauernd von den Samenleitern hierher zugebrachten Spermatozoen Aufenthalt gewähren, die aber außerdem durch ihre schleimhautführende Wand ein für diese lebenserhaltendes Produkt liefern; der Gesamtinhalt wird meist in einzelnen Portionen bei der Geschlechtsvereinigung unmittelbar in die Harnröhre abgestoßen. — Zum normalen Samen gehört endlich noch das Produkt der um den rückwärtigsten Teil der Harnröhre gelagerten, etwa wallnußgroßen Vorsteherdrüse (Prostata), die mit annähernd hundert Ausführgängen ihr, den Samenblaseninhalt verdünnendes, wahrscheinlich die Spermatozoenschwänze in Bewegung setzendes, dünnflüssiges Sekret unmittelbar in die Harnröhre gleichzeitig abstößt. Die verschiedenen Sekrete mischen sich also erst in der Harnröhre selbst beim Kontakt der Geschlechter und werden durch die sich rhythmisch zusammenziehende Muskulatur der letzteren und des Beckenbodens ausgestoßen. — Zu den männlichen Sexualorganen gehört endlich noch das männliche Glied, an dessen Unterfläche die lange, männliche Harnröhre, wie beschrieben, von hinten nach vorn entlang zieht; der übrige Teil setzt sich zusammen aus mehreren, sogenannten Schwellkörpern; sie bestehen aus einem von derbstem Fasergewebe umschlossenen, schwammigen Maschennetz, das sehr reichliche große und kleine Bluthöhlen umschließt; sie werden durch Bluteintritt prall gefüllt, wodurch das Ganze zeitweise zu einem starren Gebilde wird, was ja für den Augenblick des Geschlechtsaktes erforderlich ist.

Die weiblichen Keimdrüsen sind bekanntlich die beiden Eierstöcke, solide Organe von Kirschgröße, aber nicht rund, sondern zweiseitig stark abgeplattet, sie liegen in der Norm ziemlich hoch an der Seitenwand des kleinen Beckens; sie enthalten schon bei der Geburt viele Hunderttausende von Eiern, die allerdings erst von der Zeit der Pubertät ab, und übrigens zum allerkleinsten Teil überhaupt, reifen, und zwar so, daß alle vier Wochen ein bis selten zwei Eier zur Abstoßung gelangen; Einzelheiten gehören nicht hierher, kurzum es beginnt dann das Ei seine Wanderung nach außen. Jeder der beiden sogenannten Eileiter saugt gewissermaßen mit seinem trichterförmigen, dem gleichseitigen Eierstock zugekehrten Ende das Ei auf und befördert es durch wurmartige Bewegungen seiner muskulösen Wand in die Gebärmutterhöhle, in welche die Eileiter jederseits einmünden. Dieses Organ ist zumeist 9 : 5 : 13 cm groß, hat eine muskulösbindegewebige, fast 2 cm starke Wand und einen schlitzförmigen, weiten, sich gegen die Harnleitermündungen erweiternden Hohlraum, welcher mit sehr empfindlicher, in vierwöchigen Zwischenräumen stark blutender Schleimhaut ausgekleidet ist. Diese Blutung ist das Zeichen der Abstoßung des Eies; sie tritt bei Beginn und für die Dauer einer Schwangerschaft (s. u.) ja nicht mehr ein. Den untersten Teil der im kleinen Becken, in senkrechter Lage aufgehängten, etwas nach vorn geneigten Gebärmutter heißt man den Muttermund; dieser ist mit seiner Öffnung der Scheide zugewandt, jenem für zwei bis drei Finger platzbietenden, kanalartigen Hohlraum, der, hinter der weiblichen Harnröhre liegend, nach außen breiten Abfluß und Zugang hat; dieser Ausgang wird seitlich abgeschlossen

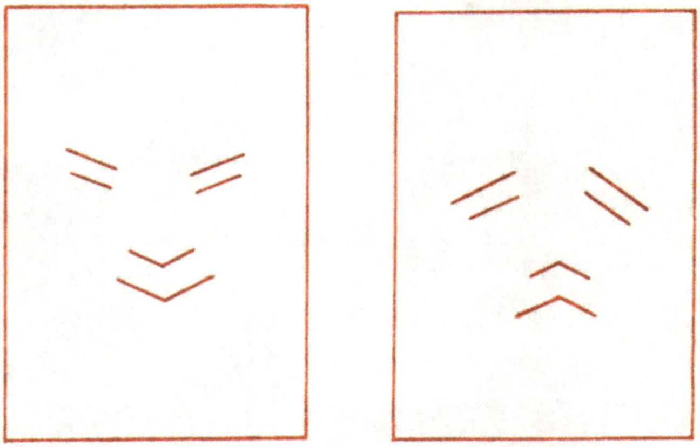

Mimikhülfslinien.

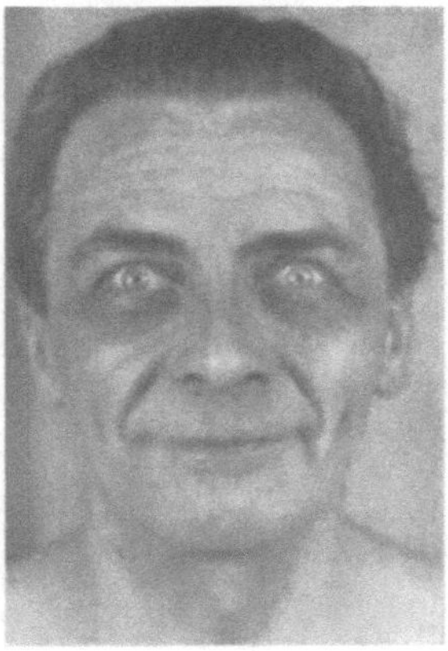

a

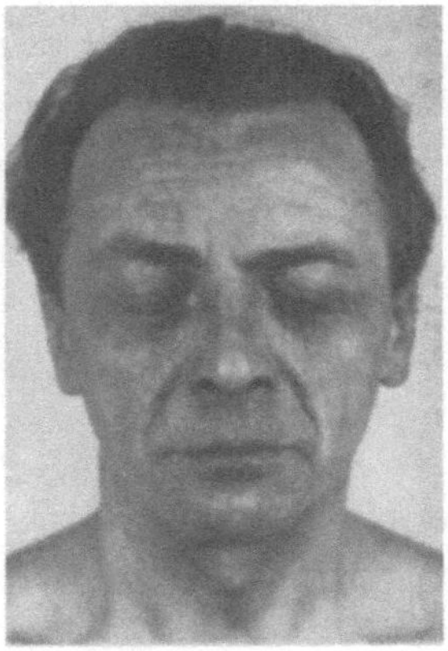

b

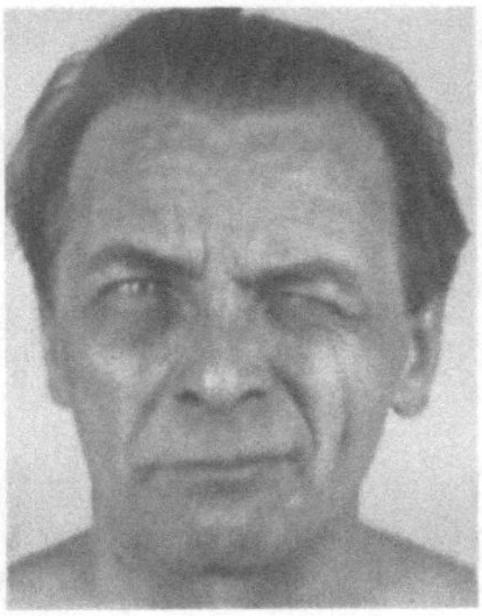

c

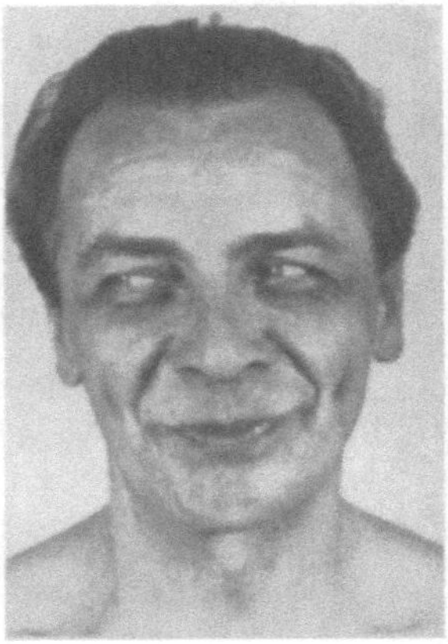

d

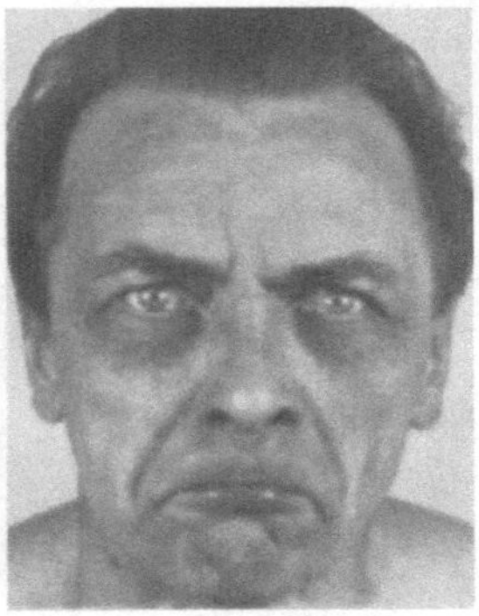

e

Mimik.

a) Freude, kombiniert mit Aufmerksamkeit. b) Trauer, Ernst, Mißachtung. c) Mißtrauen (einseitige Mimik!) d) Süßliche Verliebtheit. e) Verachtende Erwartung.

(Sämtlich eigene Aufnahmen.)

von großen und kleinen Hautfalten, in welchen noch schleimabsondernde Drüsen eingebettet liegen. — Zu den Geschlechtsorganen der Frau gehört endlich ja auch noch die Brustdrüse: Dieses Organ ist schon bei der Geburt, auch bei Knaben, als Drüse entwickelt, und es kommt gar nicht so selten vor, daß sich auch bei diesen eine gewisse Sekretion aus der Brustwarze, ja Entzündungen einstellen; sehr bald aber wird die Brust, wenigstens bezüglich äußerer Sekrete funktionslos, sie wächst beim Mädchen erst am Anfang der Pubertätzeit, unter gleichzeitigem Wachsen der Brustwarzen, zu einem halbkugeligen, oder kegelähnlichen Gebilde, das aber zumeist keine Flüssigkeit abgibt (über Schwangerschaft und Milchentwicklung s. u.); im späteren Leben setzt sich auch ohne Schwangerschaft allmählich immer mehr Fettgewebe um und zwischen die drüsigen Elemente; es entsteht die häufig so schwere Fettbrust, die vielfach auch schon herabhängt; mit zunehmendem Alter wird die Brust dann bekanntlich welck, fettgewebsarm und hängt nicht selten sehr weit abwärts, zuweilen so stark, daß die Brustwarzen, bei Hochheben des ganzen Wulstes, gegen die Schulterhöhe reichen; solche Brüste wirken natürlich höchst unschön. Soweit über die Geschlechtsorgane!

Selbstverständlich gehört hierher noch eine Bemerkung über Empfängnis und Schwangerschaft mit ihren Folgen: Während der Umarmung der Geschlechter gelangen bekanntlich die männlichen Geschlechtssekrete an den Gebärmuttermund; die Spermatozoen dringen, vermutlich durch ihre Eigenbewegung, in das Innere der Gebärmutter und treffen hier, soll eine Schwangerschaft erfolgen, auf das dort an der Schleimhaut haftende Ei, welches sie anbohren und zu vielfacher Teilung der ursprünglich in der Einzahl vorhandenen Zelle reizen, und damit ist der Grundstein des kindlichen Organismus gelegt. Im Laufe der neunmonatigen Schwangerschaft entwickelt sich daraus im Innern der allmählich größer werdenden Gebärmutter das von Fruchtwasser umgebene, durch die Nabelschnur aus dem wandständigen Mutterkuchen ernährte, geburtsreife Kind, das nach Abfließen des Fruchtwassers während des mehrere Stunden dauernden Geburtsaktes aus dem stark erweiterten Muttermund in die jetzt ebenfalls sehr weit gewordene Scheide, meist unter Vorantritt des Kopfes, gelangt und von da den Weg nach außen findet, wobei recht häufig die Dammgegend leicht einreißt; bei erschwerter Geburt bei engem Becken, die zumeist durch eine überstandene, hochgradige Rachitis des Kindesalters bedingt ist, wird bekanntlich durch den heute keineswegs mehr allzu gefährlichen Kaiserschnitt das Kind durch die Bauchdecke geboren. — Der Gesamtorganismus der Mutter hat während der Schwangerschaft manche Umwandlung erfahren, die man als Schwangerschaftszeichen, zum Teile äußerlich, zu erkennen vermag: Da ist als wichtigstes Zeichen die allmählich zunehmende Vergrößerung der Brüste und der Brustwarzen, aus denen man gegen das Ende der Schwangerschaft schon eine milchähnliche, aber sehr dünne Flüssigkeit auspressen kann; ferner entstehen stärkere, braunschwarze Pigmente an den Brustwarzenhöfen und an der Körpermittellinie, besonders am Bauche; über das Aufhören der Blutungen, die übrigens gelegentlich auch sonst aus anderen Gründen, besonders bei Tuberkulose und Bleichsucht, aussetzen können, war bereits gesprochen. Die Vergrößerung des Bauches geht so vor sich, daß die größer werdende Gebärmutter sehr bald durch die Bauchdecke hindurch tastbar wird, man fühlt den Gebärmutterscheitel im sechsten Monat etwa am Nabel, im achten Monat ist der Höchststand bis dicht unter dem Schwertfortsatz des Brustbeines erreicht, während sich im neunten Monate die Gebärmutter mit dem darin enthaltenen Kinde unter Vordrängen der Bauchdecken nach vorwärts wälzt, sein höchster Stand damit zwischen Nabel und Schwertfortsatz liegt. — Nach erfolgter Geburt pflegen die meisten Frauen sich für ein bis zwei Wochen zu Bett zu legen, man bezeichnet diese Zeit bekanntlich als Wochenbett. — Das Kind wird meist am zweiten Tag an die Brust gelegt; die Dauer des Stillens ist sehr verschieden, meist wird sie, besonders in Großstädten, stark abgekürzt, oft sehr zum Schaden der Säuglinge. — Schwangerschaftsunterbrechung, wie sie leider noch vielfach von unbefugter Hand und meist ohne zwingenden Grund in unmoralischer, rücksichtsloser Weise ausgeführt wird, kann für die Mutter ein außerordentlich schwerer Eingriff, ja nicht selten das Todesurteil bedeuten; die anatomische Gefahr liegt in der Dicke der Gebärmuttervenen, die mit Eiter- und Jauchemassen voll gestopft sein können und dieses Material in die rechte Herzseite und die Lungen, damit aber in den ganzen Organismus verschleppen können.

Damit schließt die Darstellung über die inneren Organe, womit auch gleichzeitig alles besprochen ist, was im Innern des Rumpfes liegt. — Für den Künstler haben diese beiden letzten Abschnitte ja nur bedingten Wert; doch ist es ja selbstverständlich, daß ohne diese Kenntnis ein Verständnis des Gesamtorganismus schlechterdings unmöglich ist. — Zwanglos reiht sich hieran die Beschreibung der Gliedmaßen, die, wie mehrfach betont, mit Knochen und Muskeln z. T. am Rumpfe ansetzen.

XVI. Allgemeines über die Gliedmaßen.

Bei der allgemeinen Proportionslehre, auf die im ersten Kapitel dieses Buches genauer eingegangen wurde, ist wenig von den Extremitäten gesprochen, was hier zunächst nachzuholen wäre:

Gemeinsam mit der stark überwiegenden Mehrheit der mit Gliedmaßen behafteten Tierwelt, hat der Mensch zwei Extremitätenpaare. Die Längenverhältnisse beim Menschen stimmen ebenfalls mit denen der meisten von ihnen überein insofern, als die vordere (bei aufrechter Haltung obere) Extremität kürzer ist, als die hintere (untere).

Abweichungen in der Tierwelt sind nicht sonderlich zahlreich; bekannt sind in der Säugetiergruppe etwa die Giraffe, weniger die wilden Hunde wie Hyänen und Schakale, bei denen die vorderen Extremitäten an Länge die hinteren überwiegen. — Besonders große Verschiedenheit der Extremitätenlänge ist ja z. B. beim Känguruh zu erkennen, dessen vordere Gliedmaßen auffallend klein und schwach gegenüber den sehr großen und kräftigen hinteren sind. — Eine gewisse Längengleichheit ist bei den größeren, menschenähnlichen Affen zu verzeichnen.

Die Angaben der absoluten Länge von Menschengliedmaßen werden am besten nach der im ersten Kapitel als besonders geeignet empfohlenen Achteleinteilung gegeben: Demnach würde die Armlänge etwa dreieinhalb Achtel betragen, gerechnet in herabhängender Lage von der Schulterhöhe bis zu den Fingerspitzen, und zwar würde, von oben gerechnet, die Schulterhöhe bei der Marke $1^1/_2$ liegen, die Fingerspitzen etwa bei Marke 5 der Mitte der Oberschenkel, blieben somit dreieinhalb Achtel für den Arm. Die Beinlänge wäre auf viereinhalb Achtel anzugeben, und zwar liegt ja an der Schamfuge die Halbierung der Gesamtlinie, zu diesen vier Achteln käme dann noch die Höhe bis herauf zu den Darmbeinschaufeln, die ein halbes Achtel beträgt, so daß viereinhalb Achtel Beinlänge resultiert. — Für Kinder sind die Verhältniszahlen infolge der Größe des Kopfes zu hoch gerechnet.

Abweichungen von diesen Verhältnissen machen die Buckligen, deren Rumpf infolge der Wirbelsäulenverkrümmung zu kurz ist. Die Summe der Extremitätenlänge würde bei ihnen mehr als die Gesamtlänge des Körpers ausmachen, was ja bei normal gebildeter Wirbelsäule der Fall ist.

Unter besonderem Hinweis auf die im Kapitel III gegebene allgemeine Besprechung über die Stützgewebe seien dann noch folgende Einzelheiten allgemeiner Natur erwähnt:

Die Hauptstütze der Extremität ist, wie ja auch im übrigen Körper, das Knochengerüst; dieses ist bei den einzelnen Individuen verschieden dick, bei langen Menschen meist stärker als bei kurzen, bei Gutgenährten meist stärker als bei Schwächlichen, bei Männern stärker als bei Frauen, bei Erwachsenen härter als bei Kindern (die Eigenarten der englischen Krankheit sind bereits erwähnt). Die Gliedmaßen setzen mit einem Knochengürtel (-„ring“) am Brustkorb, bezw. an der Wirbelsäule an; erst dann beginnt die eigentliche Extremität mit zahlreichen, bis zum Ende an Zahl zunehmenden Knochen; schon bei niederen Wirbeltieren (vergl. Fischflossen) erkennt man reihenförmige Entwicklung von Knochen, d. h. an den Ansatzgürtel setzt sich zunächst ein Hauptextre mitätenknochen an, an jenen zwei weitere, aber kleinere Knochen, an diese drei neue, anschließend vier, davor fünf Knochen, usw.; bei Menschen macht diese reihenförmige Knochenentwicklung mit der Fünfzahl Halt, und zwar an den Mittelhand-, bezw. Mittelfußknochen, an welche sich dann die gleiche Zahl der einzelnen Finger-, bezw. Zehenknochen ansetzt — mag sein, daß das Vorhandensein der sogenannten Sesambeine (s. u.) noch auf ehemalige ähnliche Knochenbildung hinweist; das Verhältnis der Länge der einzelnen Knochen zu einander ist bei den verschiedenen Menschen ziemlich konstant, wir sind es z. B. gewohnt, den Oberarm etwas länger anzunehmen, als den Unterarm, wissen aus Erfahrung, daß Hand- und Fußwurzelknochen sich auf kurzen Raum zusammendrängen, wissen, daß die Finger bedeutend länger sind, als die Zehen, (was z. B. bei den Affen nicht zutrifft); Einzelheiten werden bei den speziellen Darlegungen gebracht. — Krankhafte Verkürzungen der Extremitäten kommen allgemein bei gewissen, vielfach angeborenen, z. T. auf Grund von Entwicklungsstörungen oder chronischen Knorpel- Knochenerkrankungen (besonders Syphilis) des Kindes im Mutterleibe auch für die Dauer des späteren Lebens zur Beobachtung, kommen, auf eine Extremität beschränkt, auf Grund von örtlichen Knochenerkrankungen, etwa an Knochenmarkseiterungen, Knochenzerstörungen, dann nach Knochenbrüchen, bei Tuberkulose und Syphilis der Knochen und Gelenke vor; die dadurch entstehenden Verkürzungen können viele Zentimeter, ja ein bis zwei Dezimeter betragen.

Was die Muskulatur der Extremitäten anlangt, so halte ich es für wichtig, besonders dem Künstler gegenüber zu betonen, daß ihrem Studium meist zuviel Bedeutung geschenkt wird; im alltäglichen Leben kann man ziemlich lange suchen, ehe man wirklich gute Exemplare von „Muskelmännern“ findet, von muskulösen Frauen ganz zu schweigen; nur bei bestimmten Berufen und Sportarten werden einzelne Muskelgruppen wohl besonders gut ausgebildet, allgemeine Muskeldurchbildung, etwa nach dem Ideal einer Herkules-Statue, ist jedoch so selten, daß Künstler m. E. nicht immer wieder auf den Fehler verfallen sollten, die menschliche Muskulatur allzu markant in ihren Darstellungen hervortreten zu lassen. Gewisse Kenntnisse sind hier allerdings und gewiß notwendig, so daß ich Erschöpfendes hierunter bringen muß.

Auf Gefäße und Nerven achtet der Künstler meist zu wenig; ihm müssen Ort und Verlaufsrichtung der großen Stämme bekannt sein, zumal nicht selten Einsenkungen der Haut durch sie bedingt sind.

Auch das Unterhautgewebe ist für die Beurteilung der Extremitätenform recht wichtig. Dicke Extremitäten können eine verhältnismäßig dünne Muskulatur und dünnes Knochengerüst enthalten, trotzdem kann das Fettgewebe dabei mächtig entwickelt sein und z. B. die Muskelkonturen ganz verdecken. Dünne Arme, an denen so gut wie kein Fettpolster vorhanden ist, können ebenfalls konturarm sein, und zwar dann, wenn die Muskulatur schlaff und dünn ist, wie etwa bei den stark durch Tuberkulose oder Krebsleiden abgemagerten Kranken. — Durch Ansammlungen von Wasser, wie sie besonders an den Beinen als Folge von Herz-Nierenerkrankungen, aber auch an den Armen, meist einseitig, z. B. bei Entzündungen und auch bei Geschwülsten vorkommen, kann die Extremität ebenfalls besonders dick und im Verhältnis zur Muskel- und Knochenstärke unförmig erscheinen.

Über die obere und untere Extremität wäre je noch eine besondere, also getrennte allgemeine Besprechung notwendig; denn die Verhältnisse beim Menschen, wie bei den höheren Tieren liegen meist nicht so einfach wie bei der niederen Tierwelt, in der die verschiedenen Extremitäten oft ganz gleich gebaut sind; hier liegen also große Verschiedenheiten zwischen den Vorder- und Hintergliedmaßen vor, die zu gesonderter Besprechung zwingen, wie folgt.

Daß die rechten und linken Extremitäten Spiegelbilder von einander sind, ist zwar hinreichend bekannt, doch hält es erfahrungsgemäß schwer, bis sich der Anatomiebeflissene die hierzu gehörige Gewandtheit in der Auffassung der Einzelheiten erworben hat; es gehört dazu also nicht nur ein Studium, sondern auch eine praktische Beschäftigung mit diesen Dingen, wozu auch die folgenden Darlegungen anregen mögen: Wie der studierende Zeichner, unter Vermeidung von Einseitigkeit, ja stets nicht nur ein Gesicht von rechts, sondern auch von links, schließlich womöglich aus vielen Richtungen darstellen soll, so muß er jeweils eine rechte und linke Extremität in gleicher einfacher, wie auch komplizierter Position nebeneinander entwerfen und ausführen.

XVII. Allgemeines über die obere Extremität.

Wenn im vorigen Kapitel für die Länge des Armes mit dreieinhalb Achtel der Gesamtlänge gerechnet wurde, so galt das für den herabhängenden Arm, von der Höhe der Schulter bis zu den Fingerspitzen der geöffneten Hand gemessen. Exakter dürfte die Längenbestimmung am seitwärts gestreckten Arm sein, weil ja ein großer Teil der Knochen und Muskeln der oberen Extremität am Rumpfe liegt. Letztere reichen zum großen Teil bis an die Körpermittellinie heran, so daß die obere Extremität also eigentlich in der Körpermittellinie am Rumpfe beginnen würde. Teilt man bei ausgestreckten Armen die Entfernung der Fingerspitzen von einander in acht Teile, genau wie die Körperlänge, so ergeben sich dabei mit großer Regelmäßigkeit Befunde, wie sie hier genauer zu besprechen sind. Die Teilung zwischen Fingerspitzen und Körpermittellinie würde dann durch den Ellbogengelenk- Spalt gehen, also es würde einer dieser Teile einer Entfernung zwischen Stirnhöhe und Brustwarzen, sowie zwischen letzteren und der Schamfuge entsprechen. Bei weiterer Einteilung dieser beiden Hälften würde die Teilungslinie einmal in der Achselhöhle, das andere Mal an der Gelenkspalte zwischen Vorderarm- und Handwurzelknochen liegen. Jeder dieser Achtelteile würde dann z. B. der Gesichtshöhe entsprechen, was ja auch durch das mathematische Verhältnis im „Quadrat" der Alten bewiesen ist. — Nebenbei sei betont, daß die Länge der Armknochen nichts mit diesen Proportionen zu tun hat, nur die Länge der Speiche entspricht fast genau dem Achtel. —

Will man die Anatomie der oberen Extremität recht begreifen, so muß die Vielseitigkeit ihrer Funktion bekannt sein: Ehemals war die obere Extremität wohl Fortbewegungsmittel; doch ist im Laufe der Jahrhunderttausende eine derartige Differenzierung aufgetreten, daß nur wenige Vergleiche zwischen oberer und unterer Extremität möglich sind, es sei denn, daß die Zahl und Anordnung der Knochen gewisse, sehr grobe Ähnlichkeiten mit einander aufweisen. Vielmehr ist der Arm einerseits zum Heranholen durch seine Senkung und Beugung, andererseits zur Abwehr durch seine Hebung und Streckung bestimmt, wobei die erstere Funktion wohl an Stärke und Leistungskraft überwiegt. Um diese Bewegungen möglichst ausgiebig zu gestatten, um ferner insbesondere der Hand nach allen Richtungen Greifbewegungen zu erlauben, ist der Arm mit zweifacher Rollmöglichkeit ausgestattet, einmal durch eine solche im Oberarmgelenk, dann durch die Möglichkeit einer Rollung (Wendung) im Unterarm. Wesentlich erhöht wird endlich die Bewegungsmöglichkeit durch die ganz besondere Anlage des Knochenhalbringes am Brustkorb vorn, die nicht nur ein Heben und Senken der Schulter, sondern auch eine Aufrichtung des Schulterblattes gestattet, welche mit der Aufwärtsbewegung des Armes aufs innigste verbunden ist; dieses Verhalten zeichnet die obere Extremität vor der sehr viel starrer an den Rumpf anmontierten unteren Extremität aus. —

Absichtlich ist diese Funktionsbestimmung an den Anfang der speziellen Anatomie des Armes gestellt, da die Gründe der vielseitigen Bewegungsmöglichkeiten nicht nur im Bau der Muskeln, wie das so häufig angenommen wird, sondern auch in dem der Knochen zu suchen sind. Für die Muskeln fällt hierbei auch eine gewisse mnemotechnische Erleichterung für das Verstehen und Behalten der deutschen Benennungen ab (Heber — Senker,

Beuger — Strecker, Wender — Roller, etc.). Heber und Senker des ganzen Armes setzen naturgemäß am Rumpfe an, bezw. es wird der knöcherne Schulterring als Zwischenhalt gebraucht, so daß die betr. Muskulatur vom Rumpfe zu jenem und von ihm erst zum Oberarmknochen gelangt. Beuger und Strecker spannen sich natürlich zwischen den einzelnen vor einander geschalteten Knochen aus, nicht selten auch so, daß eine der oben erwähnten Knochenreihen übersprungen wird (z. B. bei Fingerbeugern und -strekkern). Die Roller sind bei der Eigenart dieser Tätigkeit mehr verteilt als erstere, Allgemeines ist darüber schwer zu sagen; ein Teil liegt um das Schultergelenk herum, ein Teil am Vorderarm, dessen Muskulatur überhaupt dem Laienverständnis meist große Hindernisse entgegenzusetzen pflegt. Bezüglich der an der Hand liegenden Muskulatur wäre zu betonen, daß hier natürlich infolge Raummangels nur kleine, wenig leistungsfähige Muskelchen Platz finden, daß die der groben Handbewegung dienenden Muskeln am Vorderarm liegen und ihre sehnigen Teile an den Handwurzelknochen vorbei zu den einzelnen Fingern hinsenden. — Sinngemäß gelten diese Darlegungen z. T. auch für die untere Extremität (vergl. dort).

XVIII. Spezielles über die obere Extremität.

Die Einteilung dieses Kapitels ergibt sich bei der für den Künstler allein geeigneten, nach den einzelnen Regionen erfolgenden Besprechung von selbst, und zwar wird nach einander von der Region der Schulter, des Oberarmes, der Ellbogengegend, der der Handwurzel, der Mittelhand und der Finger zu sprechen sein; dabei ist es selbstverständlich, daß von angrenzenden Gebieten zuweilen gemeinsam die Rede ist; man muß sich ja darüber klar sein, daß besonders die Wirkung eines Muskels niemals da in Erscheinung tritt, wo sein Muskelbauch liegt, sondern da, wo seine Endsehnen angreifen. Daß in den einzelnen Regionen vielfach gleichzeitig von Knochen, Muskeln, Gefäßen, usw. die Rede sein muß, ist ebenso selbstverständlich; es sei dabei wieder auf die im Kapitel III gegebene allgemeine Übersicht über den Bau der einzelnen Gewebe verwiesen. Diese Vorbemerkungen gelten sinngemäß ebenfalls für die untere Extremität.

a) Die Kenntnis der S c h u l t e r g e g e n d beansprucht das ganz besondere Studium des Künstlers, da für den Laien hier besonders große Schwierigkeiten liegen. Schon der k n ö c h e r n e S c h u l t e r g ü r t e l ist in seiner Eigenart etwas kompliziert: Er setzt sich aus Schlüsselbein (vorn) und dem Schulterblatt (hinten) zusammen. Das S c h l ü s s e l b e i n ist ein stabähnlicher, S-förmig gekrümmter, etwas über fingerdicker, unter der hier ziemlich dünnen Brusthaut meist deutlich hervortretender Knochen, der die bekannten oberen und unteren Schlüsselbeingruben von einander trennt; sein Verlauf ist nahezu horizontal. Das S c h u l t e r b l a t t ist ein platter Knochen von fast Handflächengröße und der Form eines rechtwinkligen Dreiecks, dessen rechter Winkel bei abwärts gehaltenem Arm etwa in der Höhe des zweiten Brustwirbels, dessen größerer, spitzer Winkel nach dem Schultergelenk zu liegt und dessen kleinerer spitzer Winkel fußwärts gerichtet ist, die Hypothenuse entspricht in ihrer Richtung etwa der hinteren Achselfalte; die etwas ausgehöhlt erscheinende Vorderfläche der Platte ist den Rippen zugewandt, die Rückfläche ist im oberen Teile mit einer nahezu horizontalen, dornartigen Knochenleiste (Gräte) versehen, die sich seitlich gegen das Ende des Schlüsselbeins hin als „Acromion" fortsetzt. An dieser Stelle entsteht eine bindegewebige Verbindung, die zwischen beiden Knochen eine nicht gerade ausgedehnte Bewegung zuläßt; durch beide Knochen wird gleichzeitig eine dachartige Überkleidung des Oberarmgelenkes gebildet, deren Vorhandensein nur eine Armhebung bis zur Horizontalen erlaubt, soll der Arm höher gehoben werden, so tritt ein eigenartiger Mechanismus ein, es wird nämlich der gesamte Schultergürtel, also beide Knochen zusammen, in jenem kleinen Gelenke bewegt, das zwischen dem Schlüsselbein und dem Brustbein liegt; hier ist eine fast rechtwinklige Bewegung möglich; dabei wird das Schulterblatt gleichzeitig derart gedreht, daß z. B. sein unterer Winkel achselwärts, also nach seitlich oben steigt, was sich bei Armbewegungen fast immer an dem mit Haut bedeckten Körper gut abzeichnet.

Den Wirbeltieren fehlt zumeist das Schlüsselbein, sie besitzen lediglich ein Schulterblatt, das allerdings im Vergleich zu dem des Menschen unverhältnismäßig groß sein kann (z. B. bei Huftieren), bei der Familie der Katzen und beim Wilde meist aber kleiner ist. Der Zusammenhang mit dem Brustkorb ist bei diesen Tieren also nur muskulös, so daß die Beweglichkeit bei diesen wohl noch größer ist als beim Menschen, bei jenen aber zwingt die große Schulterblattbildung die Bewegungen in feste, von der Haltung abhängige Bahnen. Natürlich liegt ebenso die Art der menschlichen Knochenbildung in der Tatsache des aufrechten Ganges begründet, was gerade hier zu erwähnen am Platze sein dürfte.

Von der zum Schultergürtel gehörigen Muskulatur liegt nur der große, bei der Nackenmuskulatur schon genauer besprochene Kapuzenmuskel nahe der Oberfläche; sein Faserverlauf und das durch ihn um den Dornfortsatz des siebten Halswirbels herumgebildete rhombische Sehnenfeld sind dort beschrieben; wichtig ist an dieser Stelle der seitliche Ansatz dieses zweitgrößten Körpermuskels an der Schulterblattgräte bis zum Acromion — der Muskel hebt den ganzen Schultergürtel mit großer Kraft, so daß auch an der Vorderseite des Rumpfes ein weiterer Hebemuskel gespart ist: wichtig ist ferner der Verlauf seiner untersten Fasern vom inneren Teile der Gräte zu den tieferen Brustwirbeldornfortsätzen. Alle übrige Muskulatur des Schultergürtels liegt tiefer unter der Haut: Da ist einmal der tiefe unter der Nackenmuskulatur liegende Schulterblattheber, welcher, an der Halswirbelsäule ansetzend, den oberen, inneren Schulterblattwinkel hebt; ferner die beiden den unteren Schulterblattwinkel nach vorn oben und hinten oben um den Brustkorb herum bewegenden, kräftigen Muskeln, nämlich der vordere Sägemuskel, der, von hinten kommend und dem Verlaufe der Rippen entlang ziehend, an jene vorn ansetzt, und zwar in jener bekannten Zackenlinie, die dem Muskel den Namen Sägemuskel gegeben hat, die auch bei Hustenstößen so deutlich unterhalb der großen Brustmuskulatur zu sehen ist, ferner ein rückwärtig sehr versteckt liegender, kurzer Muskel, der eben jenen unteren Schulterblattwinkel an die Wirbelsäule heranzieht — beide Muskeln sind also zur Drehung des Schulterblattes und damit zur Aufwärtshebung des Armes unerläßliche Vorbedingung. — Weiterhin gehört zur eigentlichen Muskulatur des Schultergürtels noch ein kurzer, sehr kräftiger Muskel, der als einziger vorn am Rumpfe liegt, allerdings so verdeckt, daß man seine Tätigkeit kaum an den Konturen erkennen kann; er läuft nämlich von der Rückseite des Schlüsselbeines zur ersten Rippe von vorn innen etwas nach seitlich außen — seine Funktion ist die, den aufwärts gerichteten Schultergürtel herabzuziehen, was durch die große Oberarmmuskulatur allerdings viel besser erreicht wird; er ist also nur Hilfsmuskel. Noch bedeutungsvoller für diese Tätigkeit ist endlich der unter dem großen Brustmuskel (s.u.) liegende, kräftige kleine Brustmuskel, der, von oben außen nach unten innen verlaufend, den vorderen Knochenvorsprung des Schulterblattes (Rabenschnabelfortsatz) mit der dritten bis fünften Rippe verbindet.

b) Der Oberarm faßt unmittelbar am Schultergürtel an. Der ihn stützende Oberarmknochen greift mit seinem oberen, nach oben innen halbkugelig geformten Ende in die Gelenkpfanne des Schulterblattes, die sich als auffallend kleine Schale am größeren spitzen Winkel desselben findet; gerade die Kleinheit der Pfanne und die Größe des Gelenkkopfes ermöglichen allein die so große Ausdehnung der Bewegung im Oberarmgelenk, doch ist diese, wie schon betont, durch die dachartige Überkleidung des Gelenkes durch das Acromion nach oben stark eingeschränkt; trotzdem bleibt noch eine, sonst am Körper wohl kaum in einem Gelenke erreichte Bewegungsmöglichkeit nach den meisten Richtungen, die natürlich durch die Eigenart des Schultergürtels (s. o.) noch wesentlich erhöht wird.

Die zugehörige Muskulatur greift zum kleineren Teile am Schultergürtel unmittelbar, zum größeren Teile an der Wirbelsäule, bezw. dem Brustkorb an und geht fast ausnahmslos zum oberen Drittel des hier mit Kanten und Rauhigkeiten versehenen Oberarmknochens heran: Von der seitlichen Partie des Schultergürtels, d. h. vom Acromion, und den angrenzenden Teilen der Schulterblattgräte und des Schlüsselbeines aus zieht nach der Außenseite des Oberarmknochens der bekannte, die Hebung des Oberarmknochens unterstützende Deltamuskel, dessen Name von dem mit seiner Dreiecksform stark übereinstimmenden griechischen Buchstaben Delta herrührt; aus den beiden oberhalb und unterhalb der Gräte liegenden Gruben der Schulterblattrückfläche, sowie auch von seiner Vorderfläche aus umfassen, z. T. sich im Verlaufe überkreuzende kleine Muskeln, die mit der Hebung und Rollung des Oberarmknochens im Oberarmgelenk zu tun haben, den Oberarmkopf. — Größere Bedeutung für die Oberarmtätigkeit, insbesondere seine Senkung, kommt zwei, den Schultergürtel überspringenden, also am Rumpfe ansetzenden großen Muskeln zu: Es ist dies einmal der große Brustmuskel, der an der Brust jederseits die obere Hälfte einnimmt, also von den seitlichen Partien des Brustbeines, von den Rippen und von der Unterkante des Schlüsselbeines entspringt und in radiär zueinander gestellten Faserzügen an die Vorderseite des Oberarmknochens ebenfalls im oberen Drittel ansetzt. — Hinten am Rumpfe ähnelt ihm in Verlauf und Tätigkeit der sogenannte Breiteste des Rükkens, der ausgedehnteste Muskel des menschlichen Körpers; er nimmt, dicht unter der Oberfläche liegend, nahezu die untere Hälfte des Rückens ein, entspringt jederseits an dem Dornfortsatze des neunten Brustwirbels bis abwärts aller Lendenwirbel und unten am Darmbeinkamme und verläuft, in ebenfalls radiär zueinander gestellten Fasern, aufwärts zum oberen Drittel des Oberarmknochens. — Beide Muskeln ziehen den Arm kräftig nach abwärts, ihre Kraft ist größer, als die der Armheber. Durch diese Muskeln werden übrigens die Pfeiler gebildet, die vorn und hinten die Achselhöhlen begrenzen und bilden (s. u. im zeichnerischen Abschnitt). Die am Oberarm selbst liegende Muskulatur wird beim Ellbogengelenk besprochen, da sie für die Bewegung des ganzen Armes im Schultergelenk von untergeordneter Bedeutung ist.

c) Die Ellbogengegend ist nach jenem spitzen Knochen, dem Ellbogen, benannt, der aus der runden Kontur des Armes so charakteristisch nach hinten herausspringt. Dieser Vorsprung gehört nicht, wie von Laien fälschlicherweise immer wieder geglaubt wird, dem Oberarmknochen an, sondern der Elle, jenem an der kleinen Fingerseite gelegenen längsten Vorderarmknochen, der mit jenem jedoch die hauptsächliche gelenkige Verbindung eingeht, während sein Schwesterknochen, die Speiche, seitlich oben weniger mit dem Gelenke zu tun hat, sondern mehr der Rollung des Vorderarmes dient. Entsprechend ist das Gelenk natürlich gebaut: Die Elle ist nach oben hin hakenartig geformt, und zwar so, daß der Haken nach vorn offen ist, der obere Teil des Hakens heißt der Ellenbogen, jener erwähnte, nach hinten stark vorspringende Knochenfortsatz, der untere Teil ist ein nach vorn gerichteter Zapfen, der infolge der darüber gelagerten breiten Muskelmasse nicht sichtbar ist; beide zusammen lassen zwischen sich einen glatten, im Längsdurchschnitt über halbkreisförmigen, walzenartigen Raum, in welchen genau die unten am Oberarmknochen liegende, von außen nach innen ziehende, ebenfalls walzenartige Rolle hineinpaßt; um Querverschiebungen zu verhindern, ist die Rolle mit einer fast ringförmigen Einkerbung, ihr Lager mit einer entsprechenden Erhöhung versehen; um nun endlich noch die Knochen in ihren Endstellungen möglichst innig aneinander zu fixieren, liegt am Oberarmknochen, dicht oberhalb der Rolle, vorn und hinten für das vordere und hintere Zackenende der Elle je eine tiefe Knochengrube, in welche sich bei extremen Bewegungen die entsprechenden

Knochenvorsprünge hineinzulegen vermögen. Damit ist also schon das idealste Scharniergelenk gebildet. — Damit aber nicht genug: Die Speiche, ein etwas kürzerer Knochen als die Elle, der ein Achtel der Körperlänge und gleichzeitig etwa eine Handspanne mißt, hat ebenfalls mit diesen Gelenke zu tun, wenn auch in ganz anderem Sinne; ihr dem Ellbogengelenk zugekehrtes Ende ist nach vorheriger geringer, ringartiger Einschnürung etwa $1^1/_2$ cm vor dem Ende („Hals" genannt) im ganzen zwar zu einem „Köpfchen" aufgetrieben, doch liegt an ihrer äußersten Spitze eine flache, kalottenartige Grube, sie paßt genau auf eine, allerdings wesentlich größere halbkugelige Knochenvorragung des Oberarmknochens, die seitlich, also nach außen, von der Rolle desselben gelegen ist. Da Elle und Speiche durch einen festen Bandapparat, wenn auch gut beweglich, zueinander gehalten werden, so wird die Speiche mit ihrer kleinen Gelenkpfanne einerseits in allen Stellungen auf der erwähnten Halbkugel des Oberarmknochens alle Bewegungen des Elle mitmachen können, andererseits wird sie mit ihrer Längsachse rotierende Bewegungen um das erwähnte Oberarmköpfchen ausführen können, was der Wendung oder Rollung des Vorderarmes entspricht. — In der Form des Gelenkes ist somit auch hier die Bewegungsmöglichkeit vorgezeichnet.

Der Bandapparat dieses Gelenkes bedarf — hält man sich die allgemeine Struktur der Gelenke vor Augen (Kapitel III) — keiner besonderen Erwähnung, ebenso wie das bei den bisher besprochenen Gelenken der oberen Extremität geflissentlich unterblieben ist; hier scheint mir jedoch ein besonders kräftiges, ringförmiges Band der Gelenkumgebung einer besonderen Beschreibung wert, welches die beiden Vorderarmknochen fest aneinander hält: Es setzt an der Elle, dicht unterhalb des Hakens an, zieht um den Hals der Speiche (s. o.), um dann zu seiner Abgangsstelle zurückzulaufen. So sind, zwar beweglich und doch mit festem Zügel, die Knochen aneinander gehalten. Allerdings wird dieses Ringband noch unterstützt durch eine bandartige Membran, die sich zwischen den Schaftteilen beider Knochen ausspannt; auch unten besteht eine feste Verbindung, von der beim Handgelenk die Rede sein wird (s. u.).

Die zum Ellbogengelenke gehörige Muskulatur wäre der oben skizzierten Funktion entsprechend einzuteilen in Beuge-Streckmuskulatur einerseits und Wendemuskulatur andererseits. — Erstere bildet vornehmlich das Fleisch des Oberarmes. Zunächst ist da der Biceps (Zweiköpfige), ein bekannter, spindelförmig sich an der Vorderseite des Oberarmes ausbreitender Muskel, der vom Schulterblatt mit zwei sehnigen Köpfen (vom Rabenschnabelfortsatz und von der Gelenkpfanne, letzterer auf etwas kompliziertem, hier unwichtigem Wege) kommt und etwa zur Grenze des oberen und mittleren Drittels der Speiche hinzieht; der Oberarmknochen wird von ihm also gänzlich übersprungen — entsprechend ist seine Funktion dahin zu präzisieren, daß er gleichzeitig den Oberarm etwas nach vorn seitlich hebt, das Ellbogengelenk beugt und gleichzeitig auch den Vorderarm etwas einwärts rollt. Unter ihm liegt ein wesentlich kürzerer Muskel, der an dem unteren Teil der Vorderfläche des Oberarmknochens beginnt und an der Elle, in gleicher Höhe wie die untere Bicepssehne an der Speiche, ansetzt — beide zusammen beugen dann das Ellbogengelenk. — Die Streckung erfolgt durch einen einzigen Muskel, den Triceps (Dreiköpfigen), der die ganze Rückseite des Oberarms einnimmt; ein langer Kopf beginnt am Schulter blatt unterhalb der kleinen Gelenkpfanne, zwei weitere wesentlich kürzere Köpfe entspringen an der Rückseite des Oberarmknochens, alle drei vereinigen sich zu einer kräftigen Sehne und ziehen zum Ellbogen, also zur Elle — die Tätigkeit dieses Streckers besteht hauptsächlich in einer Streckung des Ellbogengelenkes, jedoch wird gleichzeitig durch den langen Kopf der Arm im ganzen gesenkt. — Die Wendebewegung, die den Vorderarm auszeichnet, geschieht im wesentlichen durch eine Reihe von kleinen Muskeln, die sich, in der Tiefe des Vorderarmfleisches dicht auf den beiden Knochen liegend, zwischen ihnen ausbreiten und teils handrückenwärts zur Rückwärtswendung, teils handtellerwärts zur Vorwärtswendung dienen; beide Stellungen sind extreme, in denen der Vorderarm für gewöhnlich nicht steht, sondern in einer Mittelstellung zwischen beiden; in dieser Mittelstellung hält die Knochen ein breiter, bandartiger Muskel, den man als Vorderarmwender zu benennen gewohnt ist; er bildet im wesentlichen den großen Wulst, welcher an der Außenseite des Vorderarmes, mehr nach der Hohlhandseite zu, gelagert ist; im unteren Drittel des Oberarmknochens seitlich beginnend, wird er sehr bald zum 3 bis 5 cm dicken, spindeligen Gebilde, um sich allmählich zu kräftiger Sehne zu verschmälern, welch' letztere dann in dem unteren Ende der Speiche ansetzt — er zieht also sowohl den stark vorwärts, wie den stark rückwärts gerillten Vorderarm in die gewöhnliche Mittellage zurück. — Damit wären die Muskeln des Oberarms und Vorderarms besprochen, die die Ellbogengelenksfunktionen ausüben.

d) Das Handgelenk stellt die Verbindung des Vorderarms mit der Hand dar. Es besteht aus mehreren Reihen von Knochen, die sich in ihrer Zahl so verhalten, daß jede folgende Reihe einen Knochen mehr zählt. Das peripherische Ende der Vorderarmknochen, also der (im Gegensatz zu oben) breiten Speiche und der (ebenfalls hier im Gegensatz zu oben) dünnen Elle ist hier zu einer nach dem Schafte zu ausgehöhlten Gelenkhöhle geworden, die nach außen hin beiderseits durch knöchelartige, leicht außen fühlbare Knochenvorsprünge begrenzt wird. In die so entstehende Knochenhöhlung paßt genau die erste Knochenreihe von Handwurzelknochen hinein; sie besteht aus dem in der Mitte liegenden Mondbein, dem speichenwärts liegenden Kahnbein und dem ellenwärts liegenden „dreieckigen" Bein; alle drei zusammen bilden ein mondsichelförmiges Ganzes, obschon alle drei genannten Knochen durch ausgedehnte Gelenkflächen zueinander beweglich sind; keiner dieser Knochen ist größer, als etwa eine Kirsche. In die durch sie peripherisch wieder entstehende Nische paßt eine zweite Knochenreihe hinein; sie besteht aus vier Knöchelchen, und zwar aus dem größten von allen, dem Kopfbein, das bei der Handgelenksbeugung handrückenwärts am stärksten hervortritt; aus dem speichenwärts liegenden kleinen und großen Vieleckbein, von denen letzteres, am meisten nach außen liegend, als Stütze für den Daumen dient, und schließlich aus dem ellenwärts liegenden Hakenbein; alle vier zusammen bilden, obwohl ebenfall mit einander gelenkig verbunden, ein halbmondförmiges Ganzes, das peripherisch auffallend gerade abgeplattet als Stütze für die Hand, speziell die Mittelhandknochen, dient; diese genannten vier Knochen sind meist etwas größer als die der ersten Reihe, natürlich mit Ausnahme des kleinen Vieleckbeines. — Die Namen der einzelnen Knochen sind weniger bedeutungsvoll und bleiben erfahrungsgemäß schlecht im Gedächtnis, was kein Fehler ist, wenn man sich nur die Funktion vor Augen hält. — Eine Eigentümlichkeit der Gelenkflächen ist die, daß niemals eine Fuge die Fortsetzung einer anderen ist, sondern daß die Knochen zu einander so gelagert sind, wie die Steine eines gut gebauten Hauses, also Fuge liegt auf Fläche. — Beide Knochenreihen bilden, zusammengelegt, ein flaches Gewölbe, das hohlhandwärts seine Höhlung, handrückenwärts seine Kuppel hat; damit haben diese Knochen schon eine gewisse Ähnlichkeit mit der Konfiguration der Hand selbst, an der man ja auch Hohlseite und Rücken unterscheidet.

Am Handgelenke liegt nun außer dem Bindegewebe, welches alle Gelenkflächen auf das dichteste überbrückt, noch ein eigenartiger, quer verlaufender Bandapparat: Es zieht nämlich, sowohl handflächen-, wie handrückenwärts, ein etwa 2 cm breites Querband über alle die genannten Handwurzelknochen hinweg; da diese Bänder nur an den schmalen Seiten der Knochen angeheftet sind, entstehen nach jeder Seite Nischen, eine geräumige Hohlhandnische und eine schmale Handrückennische über dem Handwurzelgelenke; unter beiden hindurch ziehen eine Reihe von Muskelsehnen, deren Bäuche am Vorderarm, deren Angriffspunkte jedoch an den Fingern liegen; mit diesen Muskeln hätten wir uns später zu beschäftigen.

Die zum „Handgelenke" gehörige Muskulatur liegt, wie sich bei der Kleinheit des Handgelenkes wohl verstehen läßt, nicht dort, sondern am Vorderarm, und zwar sind es vier lange, schlanke Muskeln, zwei an der Hohlhand-, zwei an der Handrückenseite, die das Handgelenk gegen den Vorderarm bewegen, d. h. also beugen bis fast zum rechten Winkel und über die Streckstellung in eine Überstreckstellung von etwa 30 Grad rückwärts zu bewegen imstande sind. Die Bäuche je zweier Muskeln am Vorderarm sind gewissermaßen die Pfeiler, zwischen denen die Fingermuskeln (Beuger, bezw. Strecker) eingelagert sind; ihre Lage macht man sich am besten folgendermaßen klar: Dem bereits besprochenen, nach außen am Vorderarm liegenden großen Vorderarmwender, der die Zwischenstellung zwischen Vorwärts- und Rückwärtsrollung zu besorgen hat, liegt handflächenwärts dicht ein Handgelenksbeuger, handrückenwärts dicht ein Handgelenksstrecker an; ferner liegen dicht bei der Elle handflächenwärts ein weiterer Handgelenksbeuger, handrückenwärts ein weiterer Handgelenksstrecker;

zwischen je zwei Beugern und Streckern bleibt ein Hohlraum für die lange Fingermuskulatur. — Die Beuger beginnen im wesentlichen an dem nach innen liegenden Knochenvorsprung am unteren Oberarmknochenende und der Zwischenknochenmembran der Vorderarmknochen, während die Strecker vom Ellbogen und seiner Umgebung kommen; die Ansatzpunkte dieser vier Muskeln sind natürlich die seitlichsten der kleinen Handwurzelknochen, und zwar die der peripherischen, also aus vier Knochen bestehenden Knochenreihe, jedoch bekommen auch die der zweiten einen Teil der Sehnenfasern zugesandt. Die Funktion ist demnach leicht verständlich.

e) Mittelhand und Finger bilden zusammen die Hand, an der man die Hohlhandfläche und die Handrückenfläche unterscheidet; unter Handteller versteht man die Hohlhandfläche abzüglich der Finger, mit Handrücken schlechthin bezeichnet man die Handrückenfläche abzüglich der Finger. — Der Fünfzahl der Finger entspricht die gleiche Zahl von Mittelhandknochen; es sind dies die längsten der Handknochen; unter ihnen ist bekanntlich der mittelste länger als die übrigen, die ihnen anliegenden länger als die äußeren, der des Daumens noch etwas kürzer, allerdings viel kräftiger, als der des Klein-Fingers. An diese setzen sich nach vorn die eigentlichen Fingerknochen, deren Zahl am Daumen bekanntlich zwei, an den übrigen Fingern drei beträgt; man spricht von Grundgliedern, Mittelgliedern und Endgliedern der Finger. — Der anatomische Bau der Knochen ist so, daß durchgehends Gelenkhöhlungen an der Basis der Knochen, Gelenkköpfchen dagegen am Ende der einzelnen Knochen liegen; Kleinheit der Pfannen und Größe der Köpfchen ermöglichen eine vielfach mehr als rechtwinklige Beugung; für die Endglieder sind die Köpfchen durch von oben nach unten abgeplattete Knochenschuppen ersetzt, auf denen dann der Fingernagel aufmontiert ist.

Die Muskulatur der Hand muß in zwei Gruppen geteilt werden, in die an der Hand selbst liegenden und die am Vorderarm befindlichen mit Sehnen an den Fingern angreifenden Muskeln, welch' letztere bereits im vorigen Abschnitte genannt wurden: Die eigentliche Handmuskulatur kann naturgemäß nur kurz sein; die kräftigsten Muskeln liegen an der Handinnenfläche an der sogenannten Daumen„maus“ und Klein-Finger„maus“, jenen wallartigen Gebilden, die dem Handteller so ausgeprägte Konturen geben; sie bestehen, von innen nach außen gerechnet, je aus einem Heranzieher, Beuger und Spreizer des Daumens, bezw. Kleinfingers; noch kleinere Muskeln liegen zwischen den Mittelhandknochen, bezw. zwischen den langen Fingerbeugesehnen, sie haben die Aufgabe, die Finger zu spreizen und aus dieser Stellung wieder an einander zu bringen. — Die langen Fingermuskeln setzen an den beiden Vorderarmknochen, bezw. der zwischen jenen ausgespannten Membran an, liegen mit ihren Bäuchen zwischen den Handgelenksmuskeln, von denen sie pfeilartig umgrenzt werden (s. o.) und ziehen als Sehnen durch jene, von den erwähnten queren Handgelenksbändern gebildeten Nischen zu den einzelnen Fingern: An der Handrückenseite liegt nur eine Muskellage von Streckern, die an jeden Finger, d. h. dessen Endglied, mit nur einer Strecksehne heranziehen, eine Ausnahme macht nur der Daumen, der noch über einen zweiten kürzeren, ebenfalls vom Vorderarm kommenden Strecker verfügt, welcher übrigens, mit einem langen Abspreizer des Daumens parallel verlaufend, mit ihm den untersten Teil der Speiche überquert, die sehnigen Teile beider Muskeln lassen vielfach zwischen sich an der Basis des Daumens (Handrückenseite) eine mehr oder weniger tiefe Delle, die Schnupfern vielfach zur Aufnahme des aufzuschnupfenden Pulvers gedient hat, und deshalb als Schnupftabaksbehälter bezeichnet wurde. — An der Hohlhandseite liegen die Beuger in zwei Lagen, einer oberflächlichen und einer tiefen; die Verlaufsart ist der der Strecker sehr ähnlich; die Handwurzelnische ist sehr weit, zumal sie für zehn Sehnen Platz bieten soll; es verlaufen nun immer zwei Sehnen parallel und dicht auf einander liegend gegen das Fingerende zu; die oberflächlichere gabelt sich jedoch, ihre Enden ziehen jederseits an die Basis des Mittelgliedes, zwischen diesen Enden hindurch gelangt die tiefere Beugesehne weiter nach vorn an die Basis des Endgliedes; durch diesen Mechanismus allein wird eine in ihrer Wirkung leicht verständliche Beugung der einzelnen Endglieder ermöglicht.

Bleibt noch zu erwähnen, daß viele der langen Fingersehnen in sogenannten Sehnenscheiden liegen: Es sind dies kanalartige Gebilde, deren Wand nach Art der serösen Höhlen (s. dort) gebaut ist; es enthält also die aus zwei Lamellen bestehende Sehnenscheidewand einen mit wenig Flüssigkeit gefüllten Hohlraum, der große Gleitfähigkeit der Sehnen in diesen Sehnenscheiden ermöglicht. Die Sehnenscheiden ziehen, vielfach oberhalb der Handgelenknischen beginnend, durch jene hindurch und laufen nach vorn bis gegen das Ende der Mittelhandknochen.

Die großen Gefäße und Nerven des Armes, die vereint in der Tiefe der Oberschlüsselbeingruben liegen, ziehen unter dem Schlüsselbein hindurch, vor und unter dem Oberarmkopf vorbei, zur Innenseite des Armes, wo sie zwischen Biceps und Triceps in der Tiefe einer deutlich sich an allen nicht zu dicken Armen abzeichnenden grubigen Furche verlaufen; sie gelangen dann in die Ellbeuge, wo sie sich vielfach teilen, und von wo sie dann in der Tiefe, teils der Elle, teils der Speiche, entlang ziehen; an letzterer liegt bekanntlich dicht oberhalb der Handwurzel hohlhandwärts der „Puls“ dessen Tätigkeit man leicht fühlen, gelegentlich auch zu sehen imstande ist. Daß sehr reichliche, dicht unter der Haut liegende Venen in der Ellbeuge am Vorderarm (besonders dessen Beugeseite) und am Handrücken liegen, ist bekannt und für den Künstler darstellerisch sehr bedeutungsvoll; besonders bei der handarbeitenden Klasse und besonders bei Männern treten, zumal während grober Arbeit, diese Venen sehr scharf hervor.

Nach diesen speziell-anatomischen Beschreibungen dürfte es am Platze sein, zusammenfassend einiges zu sagen über

XIX. Plastisch-Zeichnerisches über die obere Extremität.

Vom Standpunkte des Künstlers aus, der sich ein gut Teil dieser anatomischen Dinge zu eigen gemacht hat, müssen derartige Besprechungen zunächst am festliegenden Arme vorgenommen werden; am einfachsten gelangt man erfahrungsgemäß zu einem Verständnis der Konturen, wenn der zu beschreibende Arm herabhängt und der Vorderarm so nach hinten zurückgewandt wird, daß die Hohlhandfläche nach vorn, der Daumen damit nach auswärts zeigt; bei dieser Lage, und zwar nur bei ihr, kann man dann mit den Bezeichnungen vorn und hinten, außen und innen operieren, womit die Beschreibung wesentlich erleichtert wird: Auf der Höhe der Schulter springt das Acromion als knöchernes Dach des Oberarmgelenkes nach oben vor, darunter und nach außen liegt der halbkugelige Wulst des Deltamuskels, dessen vorderer Rand durch eine, aus der unteren Schlüsselbeingrube zum Oberarmknochen schräg nach außen unten verlaufende Grube deutlich wird, während der hintere Rand weniger scharf erkennbar ist (über die Achselhöhe s. weiter unten). Am Oberarm vorn liegt der stark längs-oval hervortretende Bicepsbauch, der seitlich eine seichte, nach innen eine tiefere Längsgrube am Arm erzeugt, welch' letztere dem Gefäß-Nervenverlaufe entspricht; nach hinten zeichnet sich am Oberarm der Triceps sehr wenig in der Längsrichtung ab, doch findet sich in seiner mittleren Partie vielfach eine quer verlaufende, vielfach auch winklige (nach oben spitze) Eindellung, die jener Stelle entspricht, an der die drei Muskelbäuche zum sehnigen Teile, also zur Ellbogensehne werden. Die Ellbogengegend zeigt vorn eine nach oben offene Eindellung, in deren Bereich man viele Hautvenen, meist in Form eines lateinischen N erkennt; diese Grube wird durch die anliegenden Muskelwülste gebildet, nämlich nach außen durch den breiten, auffallend weit am Oberarmknochen nach oben reichenden Vorderarmwender, nach innen durch die vom inneren Knochenansatz des Oberarmknochens kommenden Hand- und Fingerbeuger, nach oben durch die in die Tiefe ziehende Bicepssehne und nach hinten liegt in gleicher Höhe der spitze Ellbogen. Nach innen findet man den obenerwähnten Knochenvorsprung des unteren Oberarmendes, während ein ähnlicher, an der Außenseite liegender Knochenwulst durch den Vorderarmwender verdeckt ist. Der Vorderarm, dessen Knochen übrigens vielfach in geringem, speichenwärts hohlem Bogen verlaufen, läßt vorn zwei große Wulstungen erkennen, die vielfach durch eine Mittelgrube von einander gesondert in Erscheinung treten; der äußere Muskelbauch ist der Vorderarmwender, der innere sind die vereinigten Handgelenks- und Fingerbeuger. Hinten liegt das Gros der Strecker, kaum von einander abgeteilt; nach außen zu findet sich als Abgrenzung vom Vorderarmwender in Ellbogenhöhe eine tiefe Delle, die sich, besonders beim Anspannen der Muskulatur, als Furche nach unten fortsetzen kann. Dicht vor dem Handgelenk springen die unteren Knochenenden von Elle und Speiche deutlich nach der Seite heraus, besonders der Ellenfortsatz ist deutlich und zeigt sich besonders auch nach der Handrückenseite zu. Die Hand erfordert gesonderte Besprechung (s. u.).

Bei Bewegungen des Armes wechseln ganze Muskeln stark ihre Form: Der große Brustmuskel wird z. B. bei aufwärts gehobenem Arm lang, nach oben in spitzem Winkel ausgezogen und hebt sich dann besonders gegen die Bicepskontur scharf hervor. Bei der gleichen Tätigkeit treten die Gebilde der Achselhöhle stark in Erscheinung: Außer dem großen Brustmuskel, der die vordere Achselfalte bildet, erkennt man besonders den Breitesten des Rückens, der die hintere Achselfalte darstellt; zwischen beiden nach oben zieht der Biceps mit seinem kurzen Kopfe, erst hinter dem Breitesten des Rückens liegt, von vorn gesehen, der Triceps mit seinem langen Kopfe. Bei Bewegungen kann man am Oberarm, sowie am Vorderarm natürlich einzelne Muskelgruppen stärker als in Ruhe hervortreten sehen, so werden z.B. auch besonders an der Vorderarmrückseite Längsfurchen gebildet, die der Künstler mit Vorteil, natürlich unter Berücksichtigung der jeweiligen Tätigkeit, darstellt. Als schlaffer Muskel hängt vielfach der Triceps herab, besonders bei gebeugtem Ellbogengelenk. Bei extremer Beugung dieses Gelenkes tritt übrigens oft der Fall ein, daß der Bicepsbauch und der des Vorderarmwenders auf einander zu liegen kommen, sich also gegenseitig stark platt drücken, so daß hierbei besonders seitlich, die Ellbogengegend stark verdickt erscheint. Bei rechtwinkliger Beugung im Ellbogengelenk (bei herabhängendem Oberarm) zeigt die Ellbogenspitze direkt nach unten, also nicht etwa nach hinten, wie in der Vorstellung vielfach angenommen wird. Am Vorderarm, besonders dicht oberhalb des Handgelenkes, treten vielfach einzelne oder mehrere Sehnen deutlich unter der Haut hervor, handtellerwärts mehr als handrückenwärts, doch sind sie über den Handwurzelknochen nicht sichtbar, weil das quere Handgelenksband sie ja überlagert (s. o.).

Die Darstellung der Hand bedarf gesonderter Besprechung, da sie besonders hohe Anforderungen nicht nur an die Geschicklichkeit des Künstlers, sondern auch an seine Kenntnisse stellt, Zunächst ein Wort über die Maße: Die Handlänge, einschließlich der Handwurzel, bis zum Vorderarmgelenk beträgt ein Achtel der Körperlänge (s. o.); für die Hand selbst, also abzüglich der Handwurzel, gilt als Maß ein Zehntel der Körperlänge, ein nach der Höhe des Gesamtkörpers ja leicht errechenbarer Wert. Bei Kindern wird diese Handlänge nicht erreicht, besonders nicht beim Säugling, dessen Gesichtshöhe annähernd doppelt so hoch sein kann, wie die Handspanne. — Die Handkonturen sind sehr wesentlich von der Dicke des Fettpolsters abhängig. Bei Hochgradigkeit desselben, so meist bei Kindern, sieht man bekanntlich über den Gelenken an der Handrückseite, besonders über den Fingergrundgelenken, grubige Vertiefungen auftreten. Bei mitteldickem Fettpolster erkennt man sehr wechselnde Konturen, am Handrücken liegen, besonders bei schwerarbeitenden Männern, und zwar wieder be-

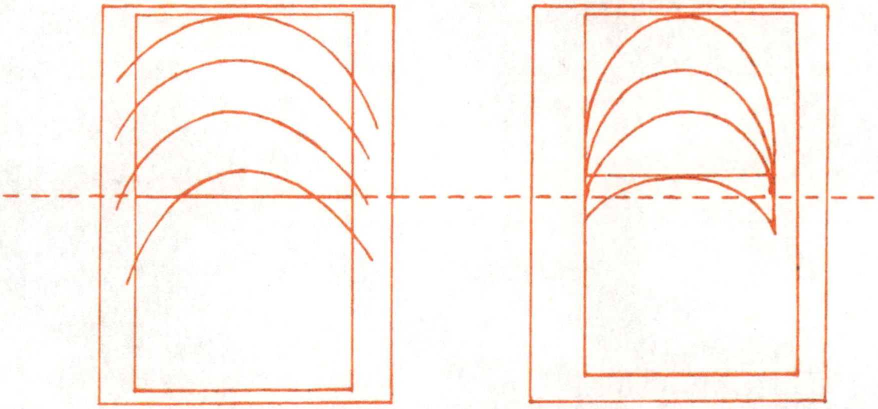

Exzentrische Ellipsen bei der Handkonstruktion.

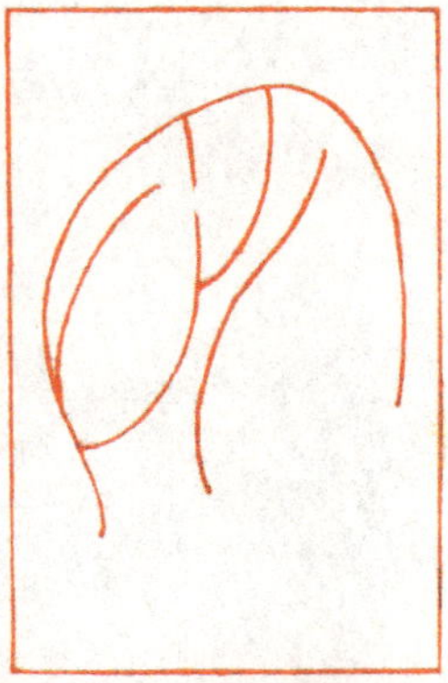

Anwendung von Hülfslinien

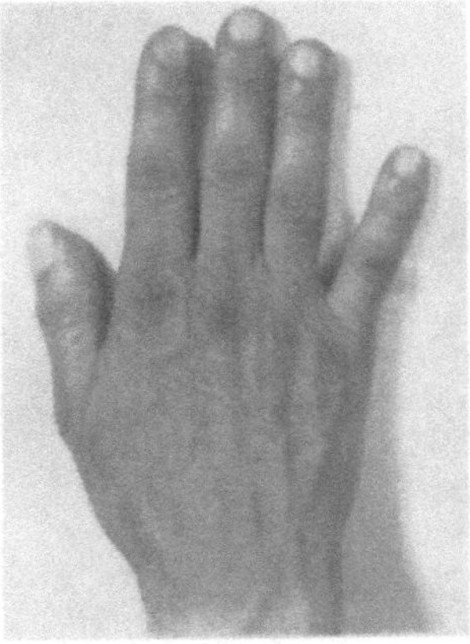

a

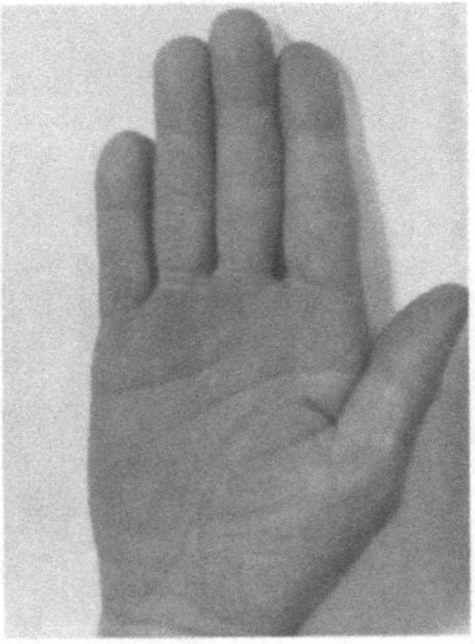

b

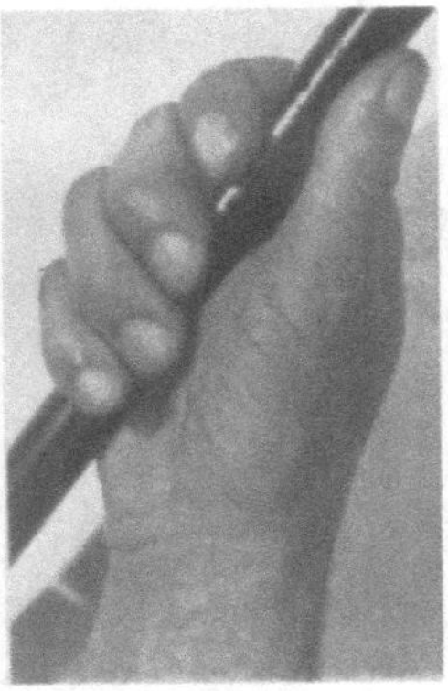

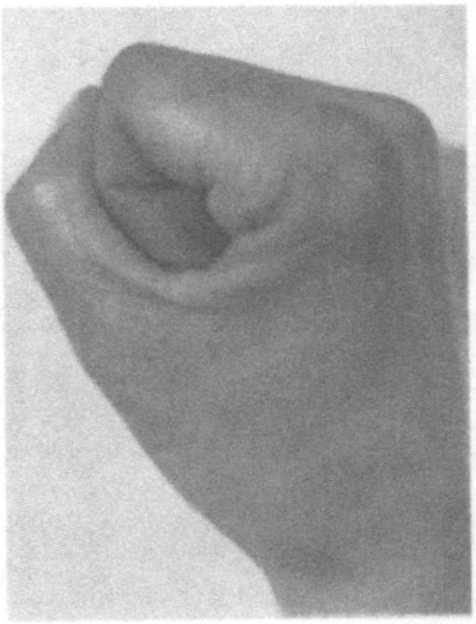

d

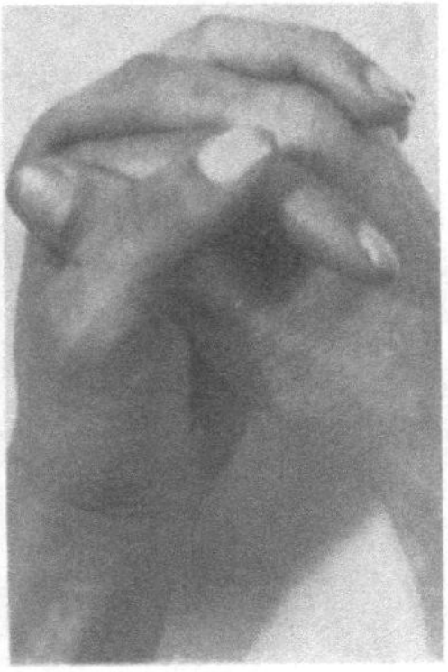

e

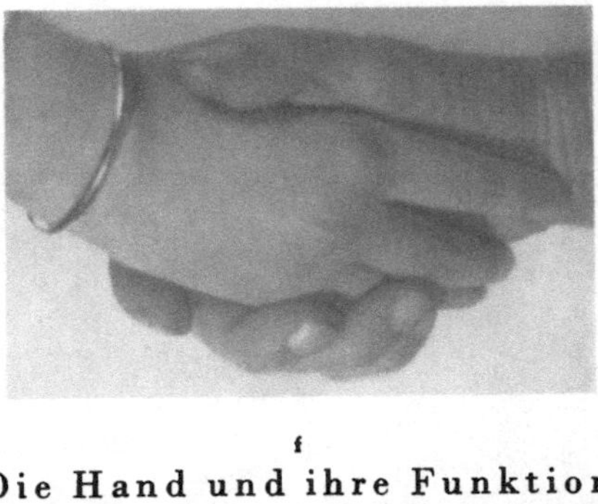

f

Die Hand und ihre Funktion.

a) Handrücken, Faltenbildung etc. (s. Text). b) Hohlhand (s. Text). c) Hauptgreifrichtung. d) Die Faust. e) Asymmetrisch gefaltete Hände. f) Händedruck, Vergleich zwischen männlicher und weiblicher Hand.

(Sämtlich eigene Aufnahmen.)

sonders bei der Tätigkeit, starke Venen, die vielfach mit einander Verbindungsbahnen aufweisen; ferner sieht man nicht selten, oberhalb der Handwurzel beginnend, die einzelnen Sehnen der langen Fingerstreckmuskeln, etwas radiär zu einander gestellt, hervortreten, sie heben sich, besonders bei gebeugten Fingergelenken, über jene deutlich hervor; an die Bildung der Tabatière (Schnupftabaksdose) sei hier nochmals erinnert (s. o.). Bei Magerkeit treten die Zwischenmuskeln der Mittelhandknochen deutlich gegen letztere hervor, so daß Längsgruben über den Knochen entstehen. Bei allerhochgradigster Abmagerung, bei Muskelschwund und auch im hohen Alter sinken diese Muskelwülste ein, so daß dann am Handrücken die Mittelhandknochen stark hervortreten. — Die Längenverhältnisse der Finger sind bekanntlich so, daß der Mittelfinger der längste ist; er wird, wenigstens an der Handrückenseite, als ebenso lang angegeben wie der Handrücken selbst — zwei an einander liegende Quadrate können Handrücken und Finger einschließen, wobei die Trennungslinie beider Quadrate etwa die Grenze zwischen Fingern und Handrücken angibt; diese Verhältnisse stimmen an der Hohlhand nicht, die Finger erscheinen hier kürzer, und zwar deshalb, weil die Verbindungshaut zwischen den Fingern an der Hohlhandseite höher fingerspitzenwärts empor steigt. Der Ringfinger ist etwa einen halben, der Zeigefinger einen ganzen Fingernagel lang kürzer als der Mittelfinger. Der Daumen, welcher bekanntlich nur aus zwei Knochen besteht, also keinen Mittelknochen besitzt, ist zwar der kürzeste, aber dickste Finger, er reicht bis zum zweiten Zeigefingergelenk; seine Nagelrichtung ist bekanntlich stark nach außen gerichtet, er liegt also nicht in der gleichen Ebene wie die der übrigen Finger. — Bezüglich der Handlinien noch Folgendes: Über den Gelenken der Finger liegen handrückenwärts je eine Reihe gezackter Linien und Hautwülste, die zusammen, besonders über den Grundknochen-Mittelknochengelenken, ovale, bei Streckung vielfach grubige Gebilde darstellen, während hohlhandwärts gerade Querlinien, vorn in der Einzahl, weiter handtellerwärts bis zu drei und vier, zu finden sind. Ferner findet man immer an der Handtellerhaut Querlinien, die man ja zu weissagerischen Zwecken in schwindlerischer Weise ausgenutzt hat; zwei dieser Handlinien pflegen die Daumen-, bezw. Kleinfingermaus abzugrenzen, während eine dritte und vierte, vielfach als Lebenslinie benannt, die Hauptgreifrichtung angeben. Von den feinsten Hautzeichnungen nur ein kurzes Wort: Es wird zu kriminalistischen Unterscheidungszwecken bekanntlich der Fingerabdruck genommen, und zwar nicht von einem, sondern von allen Fingern; hierzu wird die Tatsache ausgenutzt, daß die Fingerspitzen feinste Hautfältelungen aufweisen, deren Verlauf von Mensch zu Mensch, weniger zwischen Kindern und Eltern, große Verschiedenheiten aufweist; die Handrückenhaut zeigt allerfeinste, netzförmige Zeichnung. — Die Handform im ganzen ist nun noch bekanntlich sehr stark abhängig von dem Geschlechte: Die männliche Hand ist nach dem obenerwähnten Schema ein halbes Zehntel der Körperhöhe breit, die weibliche zuweilen viel schmäler, wodurch die Hand natürlich besonders schlank erscheint. Auch die Finger haben bei den Geschlechtern von einander abweichende Form, die des Mannes pflegen mehr walzenartig zu sein, so daß nach der Spitze zu nur geringe Dickenabnahme erfolgt, was beim Weibe meist in sehr hochgradiger Weise zuzutreffen pflegt. — Endlich seien noch einige funktionelle Besonderheiten der Hand erwähnt, die, obwohl täglich zu beobachten, nicht genügend bekannt zu sein pflegen; die natürliche Greifrichtung der Hand verläuft nicht etwa senkrecht zur Handtrichtung, ist also nicht die, in welcher z. B. das Turnreck mit der Hand umfaßt wird, sondern verläuft etwa parallel zur Richtung des abgestreckten Daumens, liegt also an der Daumenseite mehr fingerwärts, an der Kleinfingerseite mehr handwurzelwärts; ruht also etwa ein Besenstiel in der Hand, so sind die einzelnen Finger verschieden stark um ihn gekrümmt, der Kleinfinger am stärksten, der Zeigefinger am wenigsten. Diese menschennatürliche Tatsache findet einen schönen Beweis in der Haltung der Hände beim Spiel von Streichinstrumenten, besonders in der linken Hand (Greifhand). —

Zum Schlusse dieses Kapitels mag noch darauf hingewiesen werden, wie sehr die Tätigkeit des Armes und der Hand und auch der Finger mit der Ausdrucksfähigkeit des Menschen zu tun hat. Mimik und Sprache werden durch entsprechende wundervoll charakteristische Gesten unterstützt, worin allerdings große Verschiedenheiten unter den Menschen bestehen; auch posenhafte, theatralische Wirkungen werden nicht allein mit dem Gesichte, sondern dem ganzen Köroer, besonders durch die stark beweglichen Arme, Hände und Finger erzielt. Eingesehen hat man z. B. die Bedeutung der Tätigkeit der oberen Extremität beim künstlerischen Solo- und Massentanze, bei dem modernerweise die Arm- und Fingerbewegungen denen der unteren Extremität nicht nachstehen.

XX. Allgemeines über die untere Extremität.

Wie im Kapitel XVI bereits erwähnt, wäre die Beinlänge mit viereinhalb Achteln der Körperhöhe anzugeben, wobei allerdings betont werden muß, daß damit die Höhe vom vorderen Darmbeinstachel bis zur Fußsohle gemeint ist; die vom Damme bis zur Fußsohle gegebene Entfernung wäre nur mit vier Achteln, also gleich der Hälfte der Körperhöhe, anzurechnen. Dieses letztere Maß ist nun, laut den im Kapitel I bereits gemachten Angaben, in vier Achtelteile einzuteilen, wobei aber wohl nur der Mittelteilung praktische Bedeutung zukommt: Es liegt nämlich dieMitte zwischen Schamfuge und Fußsohle dicht unterhalb der Kniescheibe, der Oberschenkelknochen hat fast genau die Länge eines Viertels der gesamten Körperhöhe.

Auch die Anatomie des Beines wird erst recht verstanden, wenn seine Funktionsweise bekannt ist: Die untere Extremität, die ehedem wohl auch, ähnlich wie bei vielen Wirbeltieren, Greiffunktion hatte, ist jetzt, besonders infolge der ausschließlich aufrechten Körperhaltung auf ebenem Gelände, nur zu ziemlich primitiven Geh- und Kletterzwecken bestimmt; nur dadurch wird die Abplattung des Fußes und die geringe Größe der Zehen verständlich, ebenso die — mit der oberen Extremität verglichen — ziemlich einfache Funktion der unteren Extremität. Im Gegensatz zum oberen Knochengürtel, ist der untere (Beckengürtel) ziemlich starr an die Wirbelsäule anmontiert; er selbst und seine Gelenkpfanne läßt keineswegs so hochgradige Bewegungen wie dort zu. Die hieraus resultierenden Funktionen bestehen hauptsächlich und vorwiegend aus Verkürzung (Beugung) und Streckung der Beinlänge, ferner aus Hebung und Senkung des Fußes, wobei man übrigens — um Mißverständnissen aus dem Wege zu gehen — nicht von Fußbeugung und -streckung sprechen sollte. Des weiteren vermag der Mensch das Bein nach seitlich abzuspreizen, und aus dieser Lage das Bein zur Mittellinie heranzuziehen. Eine dritte Funktion ist die Rollung, die allerdings nahezu ausschließlich im Hüftgelenke, weniger im Kniegelenke, erfolgt. Aus beiden letztgenannten Funktionen zusammen, entwickelt sich am Oberschenkel als vierte Bewegungsmöglichkeit diejenige der Einnahme des sogenannten Türken- oder Schneidersitzes, eine gleichzeitige Abspreizung und Rollung der Oberschenkels bei meist stark gebeugtem Knie. Endlich kommt hinzu eine fünfte Funktionsmöglichkeit, die sich nur auf den Fuß beschränkt und in einer Hebung des äußeren Fußrandes besteht, was zu allerlei Fußbewegungen, z. B. auch für das „Fußrollen" von Bedeutung ist.

Wie bei der Anatomie, muß auch hier darauf hingewiesen sein, daß solche Funktionsbestimmung die Einzelheiten der Knochen- und Muskelbeschreibungen erleichtern kann; mnemotechnisch wird dadurch ferner das Behalten der deutschen Muskelnamen des Beines erleichtert; Beuger und Strecker, Spreizer und Heranzieher, Roller, Schneidermuskel, Fußheber und -strecker und endlich der Fußsohlenheber und die Zehenmuskel. Strekker und Beuger liegen naturgemäß an der Vorder-, bezw. Rückseite des Oberschenkels; Spreizer und Heranzieher an der Außen, bezw. Innenseite des Oberschenkels; die Roller sitzen um die Hüftgelenkspfanne herum; Fußheber und -senker an der Vorder-, bezw. Rückseite des Unterschenkels, Fußsohlenheber an der Außenseite der Wade, die Zehenmuskeln (vergl. Fingermuskeln) z. T. als lange Muskeln an der Vorder- und Rückseite des Unterschenkels, z. T. als kurze Muskeln an der Rücken- und Sohlenseite des Fußes.

XXI. Spezielles über die untere Extremität.

Auch hier soll regionsweise die zugehörige spezielle Anatomie beschrieben werden, und zwar wird nach einander von der Hüftgelenksgegend, von der des Oberschenkels, des Kniegelenkes, des Unterschenkels, der Fußwurzel und endlich der des Mittelfußes und der Zehen zu sprechen sein; die eingangs des XVIII. Kapitels über den Arm gemachten, allgemeinen Anmerkungen mögen vor dem Studium der Beinanatomie nochmals genau nachgelesen werden, in denen ich auch auf das Bein hingewiesen habe.

a) Wesentlich leichter, als die Anatomie der Schulter, ist die der Hüfte für das Laienverständnis. Der knöcherne Beckenring, dessen anatomische Einzelheiten z. T. schon gegen Ende des XII. Kapitels besprochen sind, bildet ja die mit der Wirbelsäule sehr fest verbundene Hüftgelenkspfanne, und zwar an der Stelle, wo die drei Hauptstücke jeder Beckenseite, Darm-, Scham- und Sitzbein, an einander liegen und fest zusammen gewachsen sind; Gesamtrichtung der Pfannenöffnung ist nach außen hinten unten; die auffallende Tiefe dieser Pfanne allein schon beweist die verhältnismäßige geringe, allerdings vielseitige Bewegungsfähigkeit dieses Gelenkes, wenigstens im Vergleich mit dem viel freieren Oberarmgelenke.

Bei den auf vier Beinen gehenden Säugetieren ist die Konfiguration der Pfanne vielfach wesentlich anders, insofern, als die Grube meist flacher und auch viel mehr seitlich, also nicht so sehr nach hinten, unten gestellt ist. Nur so wird es bei diesen Tieren z. B. möglich, daß die Beine, auch gestreckt, weit nach vorn kopfwärts bewegt werden, vielfach sogar den Kopf mit Leichtigkeit berühren können (vergl. Katzen und Hunde, aber auch größere Tiere, wie Kühe).

In die Pfanne paßt dann auch genau ein über halbkugeliger Gelenkkopf des Oberschenkelknochens; dieser Kopf ist auf einem nach seitlich, hinten, unten sich fortsetzenden, drei bis sechs Zentimeter langen, knöchernen Halsstück aufmontiert, das sich dann im Winkel von etwa 130 Grad in den Oberschenkelknochenschaft fortsetzt; an dieser Stelle liegen zwei sehr starke, grobe Knochenvorsprünge, ein sehr dicker, außen leicht durchfühlbarer Wulst nach seitlich, ein zweiter kleinerer nach hinten. Beide dienen übrigens im Verein mit einigen Knochenhervorragungen und -leisten dem Ansatze von Muskeln, die vom knöchernen Becken, also den vereinigten Darm-, Scham- und Sitzbeinen kommen. Auch an ihnen befinden sich Knochenvorsprünge und -flächen, die rings um die Pfanne herumgelagert sind: Da liegen nach vorn über einander zwei Spitzen der Darmbeinschaufel, die man als Stacheln bezeichnet, und von denen man den oberen ja leicht durchfühlen, meist sogar hervortreten sehen kann, ebenso liegen zwei solcher Stacheln nach hinten; Knochenflächen sind einmal die Außenseiten der Darmbeinschaufeln, dann aber auch die Außenseite des durch einen starken Bandapparat verschlossenen Sitzbeinknochenringes, der als seitliche Begrenzung das sogenannte kleine Becken bildet. Den Muskeln ist also ausgiebige Gelegenheit zu flächenhaftem Ansatz geboten; vor solcher Besprechung ist jedoch noch eine Berücksichtigung der Gelenkverhältnisse nötig.

Der zugehörige Bandapparat ist nämlich insofern von dem anderer Gelenke verschieden, als innerhalb der Gelenkhöhle ein sehr dickes und festes Band die Gelenkkopfspitze mit der Gelenkpfannentiefe verbindet; der Ansatz in der Pfanne ist insofern besonders bemerkenswert und zweckentsprechend, als hierfür in der sonst halbkugeligen Pfanne eine von ihrem Zentrum nach unten verlaufende, rauhwandige Grube liegt, in der das gespannte Band zum unteren Teile des Pfannenrandes herabzieht, und in der es sich, z. B. bei starker Seitwärtsführung des Oberschenkels, zusammen legen kann; es garantiert auf diese Weise ein sehr festes Zusammenhalten der für die gesamte Aufrechthaltung des Körpers natürlicherweise so besonders bedeutungsvollen Knochen. — Die Gelenkkapsel selbst ist natürlich mit ausgedehnten Komplementärräumen versehen und durch starke, um den Hals in gewundener Form gelagerte Bänder verstärkt (vergl. diesbezgl. Abbildungen in anatomischen Atlanten). — Wichtig für das Verständnis der Muskelwirkung ist nun noch die Rückseite des knöchernen Beckens liegender, spaltartiger Lücken, durch die kleine, tiefe, für die Funktion aber recht wichtige Muskeln hindurch ziehen; es besteht nämlich zwischen dem Kreuzbein und dem Darm-Sitzbein hinten unten eine zweifingerbreite, weit nach oben reichende Aussparung, die durch zwei Querbänder abgeteilt wird, so daß oben eine größere, unten eine kleinere Lücke entsteht, die als obere und untere Beckenlücke zu bezeichnen wäre.

Als Hüftgelenks-Muskulatur kann man naturgemäß nur die Muskelgruppen zusammenfassen, die das Becken mit den Oberschenkelknochen verbinden; damit ist der Begriff enger gezogen, als der Laie zu glauben pflegt. Die größten dieser Muskeln liegen mit ihrer Hauptmasse innerhalb des Rumpfes, hinter der Bauchhöhle; es sind dies der schon am Ende des Kapitels XIII erwähnte Iliopsoas, der, von der Vorderfläche der Lendenwirbelkörper und den Innenseiten der Darmbeinschaufeln kommend, über das Schambein hinweg zur Innenseite des Oberschenkelknochens in Höhe seines Schaftanfanges hinzieht — an dem mit Haut bedeckten Körper ist er durch seine Konturen nicht erkennbar — seine sehr kräftige Funktion ist die der Bewirkung des obenerwähnten Türkensitzes, also einer kombinierten Abspreizung, Außenrollung und Hebung im Hüftgelenk. — Diese Tätigkeit wird noch unterstützt durch den großen Gesäßmuskel, jenem hinten oberflächlich liegenden großen Muskel, der in breiter Fläche am Kreuzbein und oben am Darmbein beginnt, in schrägen, nach außen abwärts gerichteten Faserzügen verläuft und an der Außenseite des Oberschenkelknochens, sowie oberflächlich auch an der breiten, seitlichen Oberschenkel-„Faszie“ (s. u.) ansetzt — seine leicht verständliche Funktion ist hauptsächlich die einer Rollung des Oberschenkels nach hinten. — Als Abspreizer des Oberschenkels dient nur ein kleiner, allerdings sehr kräftiger

Muskel mit außerordentlich starker Sehne, der Spanner der breiten Schenkelbinde; er kommt von der Höhe des Darmbeinkammes, verläuft fußwärts an der Außenseite des Oberschenkels, dicht unter dem Unterhautgewebe, bleibt aber nur etwa 15 cm muskulös und wird dann zur sehr starken, breiten, bandartigen „Schenkelbinde", die sich, unter Überspringung des Kniegelenkes, am Schienbein seitlich ansetzt. — Wesentlich kräftiger als die Abspreizmuskeln, von denen bisher nur ein Teil erwähnt wurde, sind die Heranziehermuskeln, Adduktoren genannt; sie nehmen den größten Teil des nach innen liegenden Fleisches des Oberschenkels ein, beginnen an den nach unten gerichteten Knochenflächen der Sitz- und Schambeine, ziehen dann in zu einander fächerartig verlaufenden Partien an den Oberschenkelknochen an dessen verschiedene Höhen heran und lassen nur zwischen sich eine schlitzförmige Öffnung, durch welche die Hauptbeingefäße von vorn oben nach hinten unten hindurch ziehen — die Funktion ist angedeutet und dem Muskelverlauf entsprechend leicht verständlich. — Weniger einleuchtend für das Laienverständnis ist die Funktion einer Reihe von kleinen, tiefen Hüftmuskeln, die zum kleineren Teile an der Außenseite, größtenteils jedoch an der Innenseite des knöchernen kleinen Beckens entspringen und dann zum seitlichen großen Oberschenkelknochenfortsatz verlaufen — bei gemeinsamem Wirken rollen sie den Knochen nach hinten, isoliert funktionierend unterstützen sie seitwärtige Hebung und Senkung des Oberschenkels — zeichnerisch haben diese Muskeln ebensowenig Bedeutung wie etwa am Schultergürtel die Ober- und Untergrätenmuskeln, mit denen sie etwa parallel zu setzen wären. — Soweit über die eigentlichen Hüftmuskeln; zwar setzen an den Hüftknochen vorn und hinten noch weitere Muskeln an, doch verlaufen sie zu dem Unterschenkelknochen wie am Oberarm der Biceps, sie gehören also zur Kniegelenksfunktion.

b) Über den Oberschenkel viel zu sagen, erübrigt sich deshalb, weil die an ihm liegende Muskulatur entweder dem bereits besprochenen Hüftgelenke angehört (der Oberarm ist ja nicht wie hier in einem Gelenke, sondern in zwei Gelenken (Schlüsselbeingelenk und Oberarmgelenk) gegen den Stamm beweglich), oder schon mit dem Kniegelenk zu tun hat, dort also besprochen werden muß; nur einige Besonderheiten seien hier in unsystematischer Weise gegeben: Der Oberschenkelknochen, der längste (ein Viertel der Körperlänge), dickste und schwerste Knochen des ganzen Körpers, nimmt auf dem Durchschnitt des ganzen Oberschenkels einen unverhältnismäßig kleinen Raum ein, das Muskelfleisch ist gerade hier, auch bei den magersten Menschen, vielfach mehr als das Zehn- bis Zwanzigfache an Menge der des Knochens überlegen. Die Gesamtrichtung des Oberschekelknochenschaftes ist nicht dieselbe wie die der Wirbelsäule, wie das vielfach erfahrungsgemäß von Laien in primitiver Weise angenommen und dargestellt wird, sondern ist immer die von seitlich oben nach innen unten; der mit der Mittellinie gebildete Winkel ist allerdings wechselnd groß, bei der Frau ist er weiter infolge der größeren Beckenbreite; auch die zuweilen wechselnde Länge des Schenkelhalses spielt natürlich eine Rolle. Die Form des Oberschenkelknochenquerschnittes ist rund, nur nach hinten besteht eine geringe Erhebung, jene Knochenleiste, die dem Iliopsoas und den Heranziehermuskeln als Ansatz dient. — Die Muskulatur wird im einzelnen weiter unten beim Kniegelenke besprochen; hier mögen nur die Verhältnisse, wie sie sich etwa bei einem Durchschnitt durch die Mitte des Oberschenkels ergeben, kurz skizziert sein: Nach vorn zu liegt hauptsächlich der breite Vierkopfmuskel, der Strecker des Kniegelenks, der z. T. auch eine Hebung des Oberschenkels im Hüftknochen mit besorgt; der ebenfalls hier liegende Schneidermuskel hat nur geringe Bedeutung; nach außen seitlich liegt der oben bereits erwähnte, eigenartige Spanner der breiten Schenkelbinde, nach innen seitlich die sehr breiten und kräftigen Heranzieher des Oberschenkels, nach hinten endlich die vereinigten Beuger des Kniegelenks, der Biceps (außen) und der halb-sehnige, halbfleischige Doppelmuskel (innen), — Über die Beingefäße, soweit sie am Oberschenkel liegen, ist schon oben angedeutet daß der Arterienhauptstamm vorn an der Innenseite zwischen den Heranziehern und dem großen Vierkopfmuskel liegt, daß er durch den Adduktorenschlitz hindurch geht und von dort als Kniekehlenarterie weiterläuft; die Venen verlaufen z. T. mit ihr, doch sind außerdem oberflächliche große Stämme sowohl hinten, wie vorn vorhanden, es sind das die oberflächlichen Gefäße, die bei Stauung des Blutes und Erweiterung der Wand als geschlängelte Wulstungen unter dem Namen der Krampfadern, besonders bei älteren Frauen, so häufig beobachtet werden. — Die am Oberschenkel liegenden Nerven zerfallen in vordere und hintere; der vordere Beinnerv ist kleiner als jener, verläuft mit den Gefäßen in dem erwähnten Muskelspalt, versorgt aber nur die Vorderseite des Oberschenkels, ohne an den Unterschenkel heranzugelangen; der hintere, unter dem Namen des Ischias bekannte Nerv verläuft in dem tiefen Muskelspalt zwischen den genannten beiden rückwärtigen Muskelgruppen, er ist der stärkste Nerv des ganzen Körpers, sein Gewebe ist so kräftig, daß man an ihm, wenn er an der Leiche frei gelegt ist, das ganze Körpergewicht etwa durch einen Flaschenzug hochzuheben vermag, ohne daß er zerreißt, — daß hier u. U. die hochgradigsten Schmerzen bestehen können, versteht sich von selbst.

c) Die Kniegelenksgegend bedarf, wie die des Ellbogens, mit der sie morphologisch und funktionell vergleichbar ist, einer intensiveren Besprechung, besonders das Gelenk, das wie jenes ein ausgesprochenes Scharniergelenk ist. Der positive Gelenkteil ist auch hier der obere, nämlich das untere Ende des Oberschenkelknochens, der negative ist das ihm zugekehrte obere Ende des Schienbeins; der zweite Unterschenkelknochen, das Wadenbein, hat mit dem Gelenke selbst nichts zu tun, was dieses Gelenk von dem ihm gleichstehenden Armgelenk unterscheidet. Der Oberschenkelknochen setzt sich unten in zwei sogenannten „Knorren“ fort, einen äußeren und einen inneren, der letztere ist größer als jener, was im schrägen Richtungsverlaufe des Oberschenkelknochens bedingt ist, sonst würde natürlich keine horizontale Gelenkfläche entstehen können; beide Knorren, die vorn mit gemeinsamer Gelenkfläche zusammenstoßen, gehen hinten stark auseinander und sind hier durch eine sehr tiefe, für die Form höchst charakteristische, die Kniekehlentiefe z. T. bedingende Grube von einander getrennt; entsprechend ist die eigentliche Gelenkfläche vorn und unten eine einfache, allerdings durch eine Längsgrube seicht gefurchte, hinten eine doppelte Fläche, die insgesamt, von der Seite betrachtet, halbkreisförmig erscheint. Die entsprechende Hohlgelenkfläche am Schienbein besteht aus zwei, seitlich zu einander liegenden geringen Hohlflächen, die von einander durch zwei kleine, spitzige Knochenerhebungen getrennt sind: Ein völliges Verständnis der Gelenkfunktion wird nur durch gleichzeitige Berücksichtigung der Kniescheibe erreicht; diese ist ein wenig über walnußgroßes, von vorn nach hinten etwas abgeplattetes Gebilde, welches, an der Rückseite mit zwei Gelenkflächen versehen, zum Kniegelenk gehört und ihm von vorn anliegt, und welches nach unten hin einen kurzen, breiten Knochenvorsprung aufweist (vergl. unten).

Der zum Kniegelenk gehörige Bandapparat ist selbstverständlich ganz besonders fest und widerstandsfähig: Zunächst sind von der Mitte einer der Gelenkflächen zu der der anderen sich untereinander kreuzende Bänder vorhanden, welche die Knochen an einander festhalten und sie trotzdem in ihrer Beweglichkeit zu einander nicht stören sollen, dann bestehen zwischen den Gelenkflächen derbe Polster vom Bau der Zwischenbandscheiben der Wirbelsäule, Menisken genannt, sie haben mondsichelartige Form und sind nach außen hin wesentlich breiter als nach innen, passen sich also vortrefflich der Beschaffenheit des Gelenkes an; daß außen über das Gelenk und zum Wadenbeinköpfchen hin, besonders in der Längsrichtung, reichlichste Bänder gespannt sind, ist wohl zu erwähnen kaum mehr notwendig. — Die Gelenkhöhle ist die größte des ganzen Körpers, sie reicht, besonders vorn, weit nach oben, viel höher als die Kniescheibe, herauf, aber ist auch nach der Kniekehle zu ziemlich weit; Ergüsse in dieser Gelenkhöhle sind nach Verletzungen bekannt und sehr häufig, es wird dadurch das Gelenk schmerzhaft und wesentlich in seiner Bewegungsfähigkeit eigeschränkt.

Die das Bein im Kniegelenk bewegende Muskulatur ist andeutungsweise und größtenteils schon besprochen; infolge der sehr einfachen Kniegelenksfunktion, die eigentlich nur in Beugung und Streckung des Kniegelenks besteht, ist auch diese leicht verständlich und in Kürze abgetan. Die Strecker liegen natürlich vorn am Oberschenkel, die Beuger hinten. — Vorn liegt die ganze Masse des so zusammengefaßten Vierkopfmuskels, der, wie im Namen liegt, aus vier Portionen besteht: der wohl größte Bauch liegt genau nach vorn und in der Mitte zwischen zwei seitlichen Bäuchen; er hat konzentrisch-spindelige Form, beginnt am unteren, vorderen Darmbeinstachel und setzt, wie alle übrigen, an der Oberkante der Kniescheibe an. Unter ihm liegt, von der Vorderfläche des Oberschenkelknochens beginnend, aber sonst mit ihm gleichlaufend, der zweite wesentlich dünnere und kürzere Bauch. Nach innen und außen von diesen beiden befinden sich der innere und äußere Bauch, beide von exzentrisch-spindeliger Form, und zwar so, daß der innere Bauch seine dünne Partie oben am Oberschenkel, der äußere den dünnen Abschnitt unten am Oberschenkel hat; die Kontur des Oberschenkels wird durch die Form dieser Bäuche wesentlich beeinflußt, indem dieser Gesamtmuskel den Oberschenkel nach vorn zu (also von der Seite gesehen) als gleichmäßige konvexe Wölbung, nach innen zu (von vorn gesehen) oben schwächer als unten, nach außen zu (ebenfalls von vorn gesehen) oben dicker als unten erscheinen läßt, Alle vier Muskelbäuche setzen also an der Oberkante der Kniescheibe an. diese überträgt als „Sesambein" die Funktion auf die eigentliche, außergewöhnlich feste Vierkopfsehne, die am unteren Knochenvorsprung der Kniescheibe (s. oben) beginnt und zu einer sehr charakteristischen, von außen leicht sicht- und zum mindestens fühlbaren Knochenhervorragung der vorderen Schienbeinkante, etwa 3 cm unterhalb des Kniegelenkspaltes, ansetzt. Wie stark diese Sehne ist, läßt sich daraus erkennen, daß sie bei starker Gewalteinwirkung auf das Knie nicht etwa durchreißt, sondern daß eher die Kniescheibe in querer Richtung durchbricht. Die Funktion dieses Muskels ist aus seinem Verlaufe ohne weiteres wohl verständlich. — Der ebenfalls an der Vorderseite des Oberschenkels liegende Schneidermuskel verläuft vom oberen, vorderen Darmbeinstachel, also von außen oben, zur oberen seitlichen Partie des Schienbeines, also nach innen unten, als bandförmiges, gleichmäßig 3 bis 5 cm breites Gebilde, welches übrigens die darunter liegenden Gefäße und Nerven wohl überdeckt und schützt. Die Funktion ist durch den hier öfter erklärten Namen bereits verständlich gemacht, nämlich die der Hebung, Außenrollung und Abspreizung des Oberschenkels bei gleichzeitiger Beugung des Knies; doch unterstützt er in den meisten dieser Funktionen andere, stärkere Muskeln.—Zu den Kniegelenksmuskeln zählen hinten, wie schon angedeutet, zwei Muskelgruppen, die in der Mitte der Oberschenkelrückseite durch einen tiefen, schmalen, Gefäße und Nerven enthaltenden Spalt von einander getrennt sind und sich gegen die Kniekehle zu weit auseinander gabeln; es sind seitlich der Biceps des Beines, nach innen zu drei schlanke Muskeln, die als halb-sehniger, halbfleischiger und graziler Muskel bezeichnet werden; alle beginnen mit nur nebensächlichen Köpfen am Oberschenkelknochen selbst, mit langen Köpfen jedoch am Sitzbeinhöcker, jenem kräftigen Knochenwulst der Sitzbeine, mit denen wir uns beim Sitzen auf die Unterlage aufstützen. — Der Biceps also entspringt mit langem Kopfe vom Sitzbeinhöcker, mit kurzem Kopfe von der Rückseite des Oberschenkelknochens und zieht zur seitlichen oberen Partie des Schienbeines, bezw. zum Wadenbeinköpfchen. Die drei erwähnten, inneren, rückwärtigen dünnen Muskeln des Oberschenkels kommen vom Sitzbeinhöcker und ziehen zur inneren oberen Partie des Schienbeines in Form sehr schlanker Sehnen, die sich mit der des Schneidermuskels (s. o.)

zum sogenannten „Gänsefuß“, bestehend aus vier Sehnen, vereinigen. — Die Funktion dieser Oberschenkelsenker und gleichzeitigen Kniegelenksbeuger ist ebenfalls aus dem Muskelverlauf leicht verständlich. — Zur Kniegelenksmuskulatur gehört schließlich noch ein Teil der Wadenmuskulatur, nämlich der oberflächlichste und am weitesten nach oben reichende, welcher am unteren, hinteren Teile des Oberschenkelknochens ansetzt; er hilft selbstverständlich bei der Beugung des Kniegelenkes mit, ist auch konturgebend für die Kniekehle, so daß seiner Funktion hier Erwähnung zu tun ist. — Die übrigen Unterschenkelmuskeln haben nichts mit den Kniegelenksbewegungen zu tun, so daß übergegangen werden kann zur Besprechung über

d) das Fußgelenk: Es mag vielleicht schon bei der oberen Extremität aufgefallen sein, daß keine besondere Besprechung für den Vorderarm angesetzt ist; es liegt das natürlich daran, daß bei der sehr komplizierten Ellbogenfunktion die Knochen gleich in dem Absatz über das Ellbogengelenk mitbeschrieben sind, daß ferner auf die Muskulatur des Vorderarms z. T. bei der Besprechung des Ellbogengelenks, z. T. bei der des Handgelenks und der Finger eingegangen wurde. Am Unterschenkel liegen die anatomischen Verhältnisse wesentlich anders, auch einfacher, jedoch ebenfalls so, daß ein besonderer Absatz unnötig wird. Die beiden Unterschenkelknochen, die ja keineswegs gegeneinander, wie jene, bewegt werden können, laufen, ziemlich fest aneinander fixiert, in stets fast der gleichen Stellung nebeneinander fußwärts, dadurch bleibt das Schienbein, als durchweg der dickere von beiden, der Hauptknochen, während das Wadenbein als zierlicher Knochen seitlich angelagert ist, und nichts mit dem Kniegelenk, wenig mit dem Fußgelenk zu tun hat. Daß beide Knochen durch eine starke Bindegewebsmembran mit einander verbunden sind, ist schon oben besprochen. Der Durchschnitt beider Knochen ist dreieckig; damit entstehen Knochenkanten, von denen die nach vorn liegende, also vordere Schienbeinkante deshalb so bedeutungsvoll ist, weil sie in großer Länge dicht unter der Haut fühlbar und mit derselben verwachsen ist; es entstehen dabei ferner Knochenflächen, von denen die vordere innere ebenfalls der Haut in großer Ausdehnung dicht anliegt, während die äußere von Muskulatur überlagert ist. — Das uns hier besonders interessierende, untere Ende beider Knochen läuft in eine fast gemeinsame Hohlgelenkfläche aus; das untere, tiefer herabreichende, schlankere und etwas zurückspringende Ende des außen liegenden Wadenbeines einerseits, das untere, kürzere, dickere und mehr nach vorn reichende köpfchenartige Ende des ja nach innen liegenden Schienbeines andererseits umgeben die tiefe Gelenkfläche beiderseitig. In diese hohle, beiderseits knöchern geschützte Gelenkfläche hinein paßt mit drei Gelenkflächen genau das Sprungbein, der ursprünglich mittlere der drei zur ersten Reihe (vergl. die Handwurzelknochenreihen) gehörige Fußwurzelknochen; dieses Bein stellt mit seinen drei großen Gelenkflächen die Verbindung des Unterschenkels mit dem Fuße her; es verhalten sich also die

Mittelfußknochen anders als die Mittelhandknochen, die sich zu mehreren reihenartig an die Vorderarmknochen ansetzen; hier tritt der Mittelknochen, nämlich das Sprungbein, aus der ersten Knochenreihe heraus und stellt die Verbindung her, seinerseits ist er gelenkig mit den beiden anderen Knochen seiner Reihe, dem Fersenbein und dem Kahnbein, verbunden, die ihrerseits dann wieder die Verbindung mit der zweiten, auch hier aus vier Knochen bestehenden Knochenreihe aufnehmen. Durch das bekanntlich stark nach hinten und etwas seitlich herausstehende Fersenbein und das viel kleinere Kahnbein entsteht eine nach vorn gerichtete Gelenkfläche, die der zweiten Mittelfußknochenreihe als Ansatz dient; diese besteht aus den drei Keilbeinen (nach innen) und dem größten von ihnen, dem Würfelbein (nach außen). An diese Knochenreihe setzen sich dann die Mittelfußknochen an, die später zu besprechen sind. — Ähnlich der eigenartigen Wölbung der Handwurzel, ist auch die Fußwurzel charakteristisch geformt; man spricht hier bekanntlich von dem Fußgewölbe, das zumeist von den Fußwurzelknochen, weniger von den Mittelfußknochen gebildet wird; diese stehen nämlich normalerweise so zueinander, daß innen die ganze Fußsohle in der Längsrichtung sehr viel stärker gekrümmt gehalten wird, als außen, womit der Außenrand der Unterlage völlig aufliegt, während der Innenrand etwa $1^1/_2$ bis 2 cm oberhalb derselben steht und sich indirekt auf das Fersenbein hinten, auf die Mittelfußknochen vorn aufstützt; übrigens ist bei freier Haltung des Fußes die Fußwölbung stärker als beim Aufsetzen. Daß während des Lebens die Bildung des Fußgewölbes sehr häufig durch eine Senkung gestört wird, indem oft ein Plattfuß häufig mit Knickung des ganzen Fußes nach außen entsteht, ist auch in Laienkreisen hinlänglich bekannt.

Über den Bandapparat hier noch Eingehendes zu sagen, erübrigt sich; wie überall an den Gliedmaßen, ist um die Gelenke herum reichlichstes Bindegewebe in zweckmäßigster Architektur angeordnet. Erwähnenswert ist es vielleicht, daß zwischen den nach vorn gerichteten Teilen des Fersenbeines und des Kahnbeines ein mit reichlichstem Bindegewebe ausgekleideter Spalt bleibt, durch den hindurch eine Arterie zieht, welche durch Verlagerung dieser Knochen gelegentlich abgeklemmt wird, wodurch starke, plötzliche, zuweilen von Ohnmachten begleitete, jedoch für die Zukunft bedeutungslose Schmerzen auftreten; den Tänzern und Fußballspielern ist dieses Ereignis viel bekannt, — Endlich zieht, wie an der Handwurzelgegend, ein Querband über die Fußwurzel hinweg; das rückwärtige zugehörige Band ist natürlich zweiteilig, da ja der Sporn der Fersenbeine sich einschiebt, es findet sich also ein Band vom äußeren Knöchel zum Fersenbein, ein zweites vom inneren Knöchel zum Fersenbein; wie an den Handgelenken, halten diese Bänder die langen Muskelsehnen in Fächern fest (vergl. oben).

Die dem so kompliziert gebauten Fußgelenke gehörige Muskulatur liegt selbstverständlich, übrigens in Gemeinschaft mit einem Teil der Zehenmuskeln, am Unterschenkel. Es bestehen hier gewisse Ähnlichkeiten mit der Muskulatur des Vorderarmes; hier die Einzelheiten: Infolge der Eigenart des Fußbaues und der Fußfunktion bedarf der Fuß im Fußgelenke zur Senkung (Beugung) bedeutend stärkere Muskeln als zur Hebung (Streckung zumal ja seine Grundstellung eine gewisse Streckung darstellt. Dadurch ist es verständlich, wenn hinten am Unterschenkel wesentlich stärkere und dickere Fußgelenksmukulatur liegt, als vorn. Als Beuger (Senker) des Fußgelenkes ist die Gruppe der Wadenmuskeln allgemein bekannt; diese gibt dem Unterschenkel die charakteristische Form, ist jedoch nicht ein einziger Muskel, sondern besteht aus zwei Lagen, dem oberflächlichen Zwillingsmuskel und dem tieferen Schollenmuskel, die auch unter dem Namen des Unterschenkeltriceps zusammengefaßt werden. Der oberflächliche Zwillingsmuskel besteht aus zwei ungleich großen Muskelbäuchen, die von der Innenseite der Oberschenkelknorren kommen, etwa bis zur Mitte des Unterschenkels parallel und in aufeinander zulaufenden Faserzügen verlaufen und von hier ab plötzlich sehnig werden, der äußere Muskelbauch ist dicker und ragt weiter herauf, als der innere. Unter ihm liegt der nach seiner Fischform so genannte Schollenmuskel, der an der Schienbeinrückseite und dem Wadenköpfchen entspringt; seine viel allmählicher entstehende Sehne verbindet sich mit der des Zwillingsmuskels zur Achillessehne, jenem außerordentlich starken Bande, das bekanntlich am Fersenbein ansetzt — die Funktion dieser Muskeln ist ohne weiteres verständlich. — Außer diesen, nur der Fußsenkung (-beugung) dienenden Muskeln, gibt es für die Fußbewegung nun noch, entsprechend den Handwurzelmuskeln, ein Muskelpaar, d. h. Beuger und Strecker, die am Schienbein, bzw. an der Zwischenknochenmembran entspringen und zur zweiten Fußwurzelknochenreihe, besonders zum ersten, am meisten nach innen gelegenen Keilbeine ziehen; der vordere dieser Fußwurzelmuskeln ist dicker als der hintere, liegt, im Gegensatz zu jenem, an der Oberfläche, und zwar nach außen, dicht neben der vorderen Schienbeinkannte, zieht unter dem Querbande des Fußrückens hindurch und setzt am ersten Keilbein, dicht oberhalb der Höhe des Fußgewölbes, an; der zugehörige Beuger (Fußsenker) liegt sehr tief in der Wadengegend, zieht, wie die später zu erwähnenden Zehenbeuger, unter dem inneren Knöchel hinweg und von da an die Fußsohle, ebenfalls zum ersten Keilbein, und zwar an dessen Unterfläche, sendet aber auch an die beiden anderen schmale Sehnen ab, — die einander entgegen gerichtete Funktion dieser beiden Muskeln besteht in Beugung, bezw. Streckung (Senkung und Hebung) der Fußwurzel. — Als dritte Gruppe der Unterschenkelmuskulatur reiht sich ein aus zwei kleineren Muskeln bestehendes Bündel an, das am Wadenbein, also außen am Unterschenkel beginnt, und deshalb unter dem gemeinsamen Namen der Wadenbeinmuskulatur zusammengefaßt wird; die Muskeln verlaufen, wie der Name schon vermuten läßt, parallel zum Wadenbein, die Sehnen ziehen von hinten nach vorn um den äußeren Fußrand und laufen, dicht den Knochen anliegend, an die Unterfläche des ersten

Keilbeines heran, eine kurze Sehne zieht zu einer seitlich liegenden Knochenspitze des fünften Mittelfußknochens (s. unten) — die Funktion ist die, daß der äußere Fußrand durch sie gehoben wird. — Die noch nicht besprochenen Unterschenkelmuskeln gehören der Zehenbewegung an und werden weiter unten beschrieben.

e) Mittelfuß und Zehen bilden mit den Fußwurzelknochen zusammen den Fuß. An die zweite Reihe der Fußwurzelknochen setzen sich die fünf Mittelfußknochen an, wieder so, daß die Knochenenden wie die Bausteine eines wohlgebauten Hauses, Fuge auf Fläche, aneinander stoßen (vergl. Handgelenk). Die Mittelfußknochen sind länger, aber, von dem des Großzehens abgesehen, dünner als die der Finger. Wie dort, sitzen die Gelenkköpfchen nach dem Ende der Extremität zu, die flachen Gelenkhöhlen nach dem Rumpfe zu. Der Mittelfußknochen des Kleinzehens hat eine außen leicht erkennbare starke Hervorragung, die den kurzen Wadenbeinmuskeln als Muskelansatz dient (s. o.). — Die Zehenknochen haben einen ganz ähnlichen Bau wie die Fingerknochen, auch ihre Zahl ist dieselbe, doch sind sie natürlich wesentlich kürzer; der Großzehen hat, wie der Daumen, nur zwei Knochen, die an Dicke die der übrigen weit überragen. Der Großzehen ist der längste, wenigstens in der Lage, wie er für gewöhnlich gehalten wird; bei völliger Streckung des zweiten Zehens, der sonst, wie seine äußeren Nachbarn, meist etwas gebeugt gehalten wird, ist dieser allerdings etwas länger; die übrigen nehmen nach außen hin schnell an Länge ab.

Die Muskulatur für die Zehenbewegungen ist, verglichen mit der der Finger, ihr z. T. sehr ähnlich, in vielen Stücken aber auch grundverschieden von ihr. Das letztere bezieht sich vornehmlich auf die Strecker und Beuger, während die kleinen Zehenmuskeln mit denen der Finger große Ähnlichkeit haben. Am Unterschenkel liegen an langen Zehenmuskeln nur je ein Beuger und Strecker, nirgends, wie an den Fingerbeugeseiten, zwei Grupper übereinander: Ein gemeinsamer langer Zehenheber (-strecker) entspringt an der Zwischenknochenmembran und dem Wadenbein, eine besonders starke Portion zieht isoliert zum Großzehen, aber auch die übrigen Zehen haben je ein Muskelbündel mit zugehöriger langer Sehne, welche, wie an der Hand, durch die Fächer des Fußwurzelquerbandes hindurch ziehen, dann an die Grundflächen der Zehenendglieder ziehen; ein gemeinsamer langer Zehensenker (-beuger) beginnt, ganz entsprechend dem Heber, an der Rückseite der Unterschenkelknochen, auch hier hebt sich für den Großzehen eine isolierte starke Portion von den übrigen Zehensenkern ab, alle fünf Sehnen ziehen durch zwei Bandfächer der Fußwurzel unter dem inneren Knöchel hindurch ebenfalls zu der Grundfläche der Zehen — es werden also durch diese Muskeln die Zehenendglieder und nur indirekt die übrigen Zehenknochen bewegt. — Am Fuße selbst befinden sich, sowohl am Fußrücken, wie an der Fußsohle, außerdem je noch kurze Zehenmuskeln zur Zehenhebung- und senkung (-streckung und -beugung), und zwar liegt, — mnemotechnisch leichter zu behalten — vom Fußrücken aus die ganze Anordnung überschaut, der lange Muskel immer oberhalb des kurzen; würde man also theoretisch sich einen Durchstich vom Fußrücken zur Fußsohle denken, so würde man zunächst die Lage der langen Heber (Strecker) passieren, es folgt die der kurzen Heber (Strecker), dann die Knochenlage, weiter die Lage der langen Senker (Beuger) und endlich die der kurzen Senker (Beuger); in diesem Punkte weicht also die Fußmuskulatur wesentlich von der der Hand ab: Ein gemeinsamer kurzer Zehenheber (-strecker) entspringt von der oberen seitlichen Fläche des Fersenbeines und den nach vorn anliegenden Knochen der zweiten Fußreihe, er teilt sich sehr bald in fünf Portionen zu jedem der Zehen, bleibt aber immer unter der Sehne des langen Hebemuskels, und seine Sehnen gehen dann, z. T. unter Verschmelzung mit den langen Sehnen, an die Grundfläche des Mittel- und Grundgliedes der Zehen heran; ein gemeinsamer kurzer Zehensenker (-beuger) beginnt an der vorderen, unteren Fläche des Fersenbeines, die vier Sehnen (der Großzehen besitzt von hier aus keinen kleinen Beuger) ziehen zu den Zehenmittelgliedern, und zwar spaltet sich jede kurze Sehne und umgreift, ähnlich wie an der oberflächlicheren langen Fingerbeugemuskulatur, die zugehörige tiefe lange Sehne.— Außer diesen Beuge- und Streckmuskeln liegen nun weiter am Fuß, wie an der Hand , noch zwei Gruppen kleiner Muskeln: Einmal ist das die Parallelmuskulatur zu der der Daumen- und Kleinfingermaus, man spricht am Fuße von Ballenmuskulatur, von der allerdings nur die Kleinzehenballenmuskulatur, durch ihre Kontur sichtbar ist, während die des Großzehens stark verdeckt liegt. Heranzieher, Beuger und Abspreizer sind auch hier an der Sohlenfläche, und zwar an beiden, am meisten außenliegenden Zehen vorhanden, von denen der Abspreizer des Kleinzehens der bei weitem größte und oberflächlichste ist; eine zweite Gruppe von Muskeln liegt, wie an der Hand, zwischen den Mittelfußknochen, doch sind diese viel kleiner als dort, dienen ebenfalls dazu, die einzelnen Zehen zu spreizen, und wieder einander aus dieser Stellung zuzubringen; wie rudimentär solche Leistungen am Fuße sind, ist hinreichend bekannt.

Auch hier sei auf das Vorhandensein von Sehnenscheiden hingewiesen diese verhalten sich ähnlich wie die an der Hand und den Fingern (vergl. Kapitel X und VIII).

Über Gefäße und Nerven ist im Verlaufe dieses Kapitels schon Einiges mitgeteilt; hinzuzufügen wäre noch, daß am Fußrücken, in der Rinne zwischen den Mittelfußknochen eins und zwei, der Puls der Fußrückenarterie fühlbar ist, daß um die langen Fußsenk(-beuge)sehnen, also um den inneren Knöchel herum eine Fußsohlenarterie liegt, daß entsprechend auch Fußrücken- und Fußsohlenvenen und -nerven verlaufen. Daß die Haut des Fußrückens besonders reich an Oberflächenvenen ist, braucht wohl für den beobachtenden Laien nur noch erwähnt zu werden.

XXII. Plastisch-Zeichnerisches über die untere Extremität.

Wie im zugehörigen Kapitel über die obere Extremität, soll auch hier die Beschreibung der plastisch wichtigen Dinge zunächst für die Ruhelage der Extremität erfolgen; dazu eignet sich am vorteilhaftesten die sog. Grundstellung, wobei die Extremitätenknochen im Hüft- und Kniegelenke in gerader Halteng stehen, und die Füße aneinander liegen, jedoch so, daß die Fußspitzen wenig nach außen weisen: Dabei ist in Höhe des Hüftgelenks vorn die Leistengegend in Richtung des Leistenbandes etwas eingezogen, der Unterbauch zuweilen etwas überhängend; der vordere, obere Darmbeinstachel am höchsten Punkte der Leistenbeuge ist leicht tastbar, bei nicht zu dicken Leuten auch sichtbar; nach seitlich verläuft der Darmbeinkamm im Bogen nach hinten unten, unter ihm sieht man dann, etwa in Höhe der Schamfuge, den großen Oberschenkelknochenfortsatz, oft als rundlichen oder ovalen Wulst. Gleich hinter ihm liegt nach hinten seitlich bei nicht zu fettreichen Menschen eine tiefere, meist rundliche, zuweilen auch in der Längsrichtung verlaufende Grube, die nach vorn durch den ebengenannten Knochenvorsprung, nach hinten durch die große, in die Tiefe an den Oberschenkelschaft heranziehende Gesäßmuskulatur gebildet wird. Von hinten erkennt man die tiefe Gesäßfurche in der Mittellinie, sowie die darauf senkrecht stehenden Querfalten, die nichts mit dem Muskelverlaufe des großen Gesäßmuskels zu tun haben, sondern jenen überschneiden, und vielfach ungleich lang und nicht ganz symmetrisch zu verlaufen pflegen. Der Oberschenkel ist in seiner, sich nach unten innen verjüngenden Form bei den meisten Menschen in Ruhe konturarm; nur bei Mageren treten die Heranziehermuskeln durch eine Grubenbildung dicht unterhalb der Leiste von innen hervor; der Gefäßverlauf, der ja vom Schneidermuskel überdeckt wird, ist kaum zu sehen; zuweilen ist nur die innere Portion des Vierkopfmuskels als Wulst sichtbar; auch hinten ist die tiefe Muskelspalte zwischen den Hauptmuskelgruppen selten deutlich; nur außen hebt sich zuweilen der kurze, kräftige Spanner der breiten Schenkelbinde auf eine Länge von etwa einer Handspanne als Wulst heraus, die zugehörige Sehne zieht die Haut bis zum Knie vielfach etwas ein. Das Knie ist um so konturreicher, die Kniescheibe ragt als nahezu kreisförmige Erhebung nach vorn vor, oft sehr erheblich, was keineswegs schön zu nennen ist; der muskuläre Ansatz des Vierkopfmuskels, sowie seine, von der Kniescheibe zu dem am oberen Schienbeinende deutlich sichtbaren Knochenvorsprung ziehenden Sehnen sind oft als Längswülste sichtbar. Außerdem ist bei etwas besser genährten Leuten ein mondsichelförmiger, die Unterkante der Kniescheibe umfassender Hautfettwulst bei aufrechter Haltung sichtbar, der bei der Kniebeugung verschwindet. Der innere stärkere

Oberschenkelknorren tritt mit seiner seitlichen Knochenhervorragung auch stärker hervor als der äußere. Seitlich ist, besonders bei Beugung, aber auch bei durchgedrücktem Kniegelenke, sowohl innen wie außen, je ein Sehnenwulst in der Längsrichtung zu erkennen, der äußere gehört dem Biceps an, der innere wird ja als „Gänsefuß“ bezeichnet (über die zugehörigen Muskeln s. o.) Hinten ragen zwischen beiden, von unten herkommend, die Ausläufer der Zwillingsmuskulatur herauf bis in die Höhe der oberen Enden der Oberschenkelknorren; bei starker Entwicklung dieser Muskulatur ist von einer Höhlung der Kniekehle bei aufrechter Stellung nichts erkennbar. Am Unterschenkel erkennt man vorn meist sehr deutlich die vordere, oft etwas nach außen gekrümmte Schienbeinkante, auch die nach innen liegende innere, vordere Schienbeinfläche, während außen die breiten Fuß- und Zehenheber- (-strecker) muskeln deutlich hervortreten. Wichtig erscheint ferner, daß etwa 2 cm unterhalb des Kniees im Beginn der vorderen Schienbeinkante der Knochenwulst für den Ansatz der Sehnen des Vierkopfmuskels liegt, daß nach seitlich, etwa in gleicher Höhe, das Wadenbeinköpfchen heraussteht. Endlich ist von grundlegender Bedeutung, daß auch von vorn gesehen der äußere Teil der Wadenmuskulatur stärker ist und weiter herauf ragt, allerdings nach unten auch früher schmäler wird als der innere Teil derselben. Von seitlich erkennt man die Rundung der Wade, an der oft der Übergang des muskulösen in den sehnigen Teil durch Querfurchung bemerkbar ist, ferner die sich zuweilen auch in Ruhe abhebende Wadenbeinmuskulatur, unterhalb des Wadenbeinköpfchens gerade abwärts verlaufend. Am Fuße liegen beiderseits sehr ausgeprägt die Knöchel, von denen der äußere schlanker, rückwärtiger und tiefer herabreichend als der innere ist, weitere Beschreibungen der Fußbesonderheiten erfolgen später (s. u.).

Bei Bewegungen des Beines ist darauf zu achten, an welchen Stellen etwa die Muskulatur durch die Unterlage zusammengedrückt wird, und wo beim sog. Überschlagen der Beine die Muskeln sich gegenseitig durch Druck abplatten. Die Sehnen besonders der Kniekehle treten häufig bei Beugung im Knie stark hervor; ist die Beugung sehr hochgradig, so entstehen Hautfalten, die oft sehr weit nach vorn zu reichen. Viel mehr aber pflegen sich bei Bewegungen, etwa beim Laufen, die Unterschenkelmuskeln abzuheben, so besonders die Wadenbeinmuskeln, sowie die der Wade selbst.

Die Darstellung des Fußes bedarf eingehender Besprechung, da besonders hier viel Konturen, wie an der Hand, allerdings nicht in so hervorragendem Masse wie dort, von Bedeutung sind. Zunächst auch hier wieder ein Wort über die Ausmaße: Die Fußlänge entspricht einem Siebentel der Körperlänge, bei Frauen etwas weniger; die Fußbreite ist um die Kleinzehenbreite stärker als die der Faust, bei Frauen ebenfalls weniger. Teilt man die Fußlänge in vier Teile ein, so geht der erste Teilstrich, von der Ferse aus gerechnet, durch die Mitte des äußeren Knöchels (der innere liegt ja weiter vorn); der zweite fällt durch die an der Außenseite des Fußes

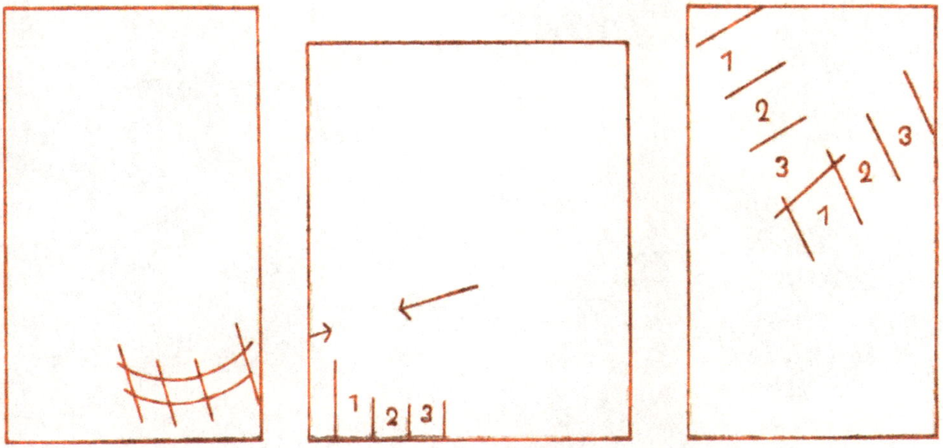
1 2 3
1 2 3
1 2 3

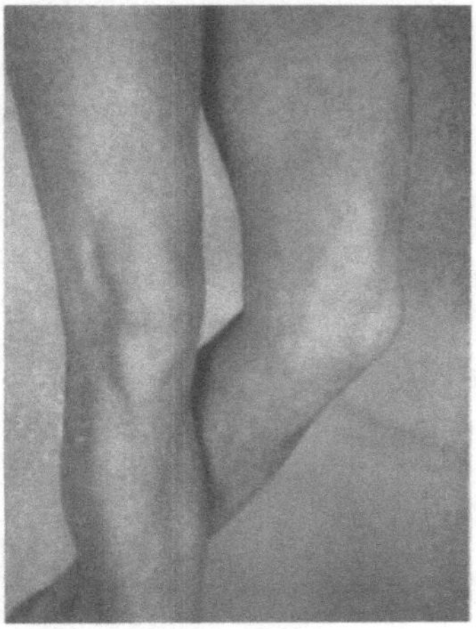

a

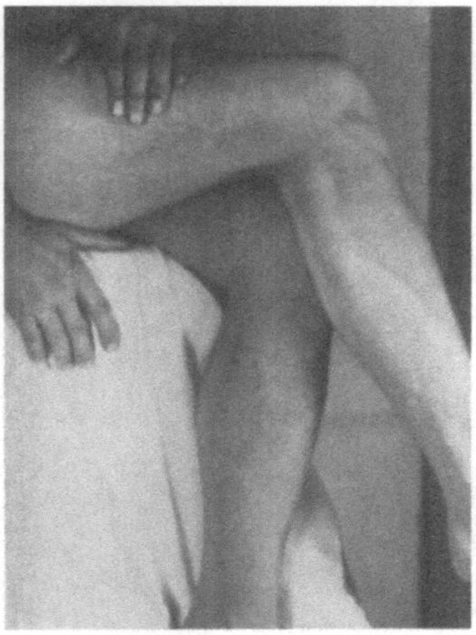

b

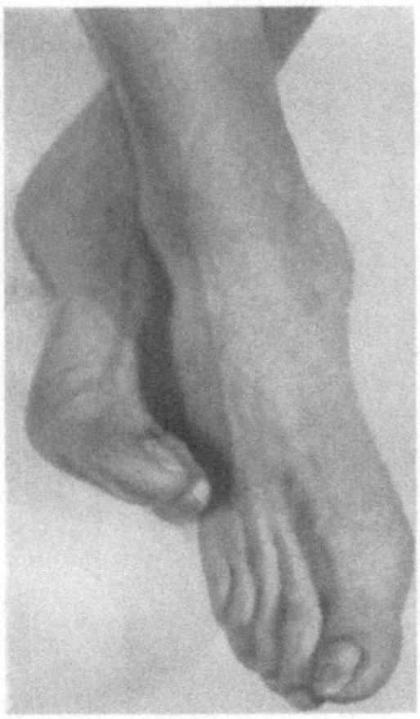

c

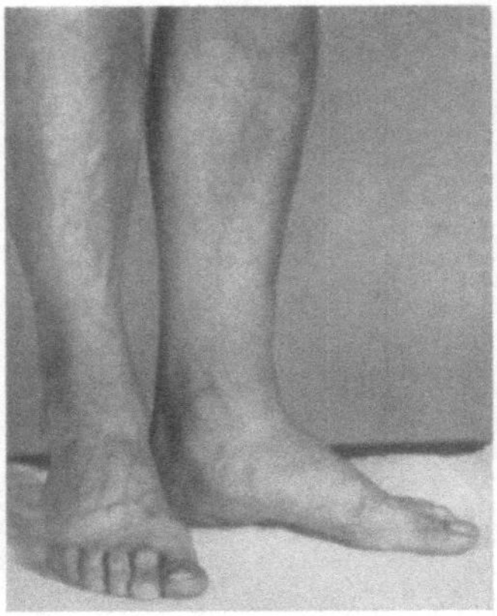

d

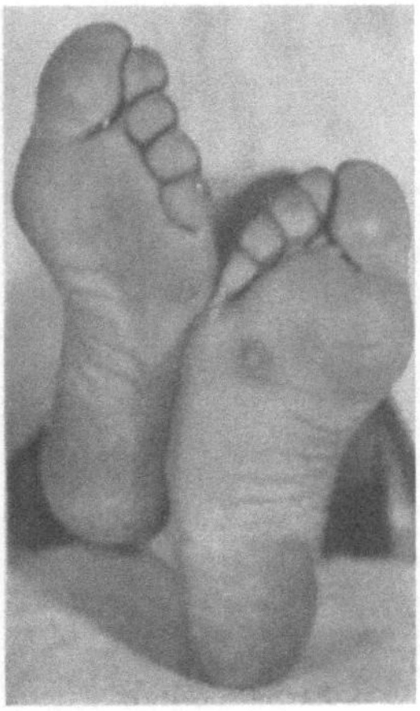

e

Über die untere Extremität.

a) Kniegelenkskonturen, Schienbeinkante, Wade außen höher heraufgehend als innen, Sehne des Vierkopfmuskels. b) Kniegelenkskonturen seitlich, Wadenbeinköpfchen und äußerer Knöchel. c) Fußrücken, Sehnen- und Hautvenenzeichnung. d) Knöchelgegend; der innere Knöchel ist dicker, liegt höher und weiter nach hinten als der äußere; beachte Zehenbreite und Senkfuß links! e) Fußsohlen, Faltenbildung, beiderseits Hühnerauge.

(Sämtlich eigene Aufnahmen.)

herausstehende Knochenfortsetzung der Basis des fünften Mittelfußknochens nach außen zu; der dritte erfaßt etwa die Basis der Zehenregion. Von vorn gesehen würde bei einer Teilung der Zehenbreite durch drei ein Drittel auf die Breite des Großzehens und je ein weiteres Drittel auf je zwei weitere Zehen fallen, wobei zu bemerken ist, daß der Kleinzehen an seiner Basis sehr breit ist, wodurch dieses Verhältnis trotz ständigen Kleinerwerdens der nach außen liegenden Zehen erst ermöglicht wird. — Die Fußkonturen sind nicht, wie an der Hand, stark von vorhandenem Fettpolster abhängig, da gerade am Fuße, auch bei starken Leuten, wenig Fett zu liegen pflegt. Fast immer ist der Fußrücken konturreich, die Hautvenen an ihm besonders reichlich, weit und gut sichtbar, die langen Sehnen vielfach, besonders bei Streckung, hier stark hervorspringend (die kurzen Sehnen sind verdeckt). An der Außenseite des Fußes tritt jener Knochenvorsprung des fünften Mittelfußknochens, um den sich der lange Wadenbeinmuskel schlingt, deutlich hervor. An der Innenseite des Fußes erkennt man das Fußgewölbe normalerweise sehr ausgesprochen; es ist bei freier Haltung des Fußes höher als beim Ansetzen desselben, natürlich auch höher beim Spielbein als beim Standbein. Auch an dieser Stelle sei ein kurzes Wort über krankhafte Bildung des Fußes gesagt: Die in Jahren sich so häufig ausbildende Senkung des Fußgewölbes bis zur völligen Abplattung der Fußsohle bezeichnet man als Plattfuß; dieser ist oft vergesellschaftet mit einer Abknickung des ganzen Fußes im Sprunggelenk nach außen; man spricht nun von einem Plattknickfuß, dessen Vorhandensein der Kundige auch beim Tragen von Stiefeln leicht erkennt, besonders an dem Winkel, den ein in der Mitte der Wade angelegtes Lot mit dem Fuße, von rückwärts betrachtet, bildet; hochgradige Schmerzen, weniger an Ort und Stelle, als vielmehr in der Wadenbeinmuskulatur, in der rückwärtigen Oberschenkelmuskulatur und auch besonders in der Lendenmuskulatur sind die Folgen desselben. Das Gegenteil des Plattfußes ist der Hohlfuß, der sich auch häufiger, besonders bei älteren Leuten, ausbildet; das Fußgewölbe wird durch ständiges, immer hochgradigeres Verkürzen der Fußsohlenmuskulatur immer höher, es treten auch hierbei Schmerzen auf, aber meist nur an Ort und Stelle, und zwar über dem Stützpunkte, auf dem die Körperlast ruht; die Haut verhornt an diesen Stellen besonders stark und wird zuweilen hochgradig druckschmerzhaft. Von rückwärts betrachtet ist am normalen Fuße sehr charakteristisch die Kontur des Achillessehnenansatzes, an deren seitlichen Grenzen sich fettgepolsterte Höhlungen finden, die durch das starke Hervortreten der Knöchel besonders ausgesprochen sind. — Die Länge der Zehen untereinander ist noch stärker verschieden als die der Finger; mißt man sie in gewöhnlicher Lage, so ist der Großzehen etwa ein Fünftel der Fußlänge, der Kleinzehen nur etwa seine Hälfte lang, die Länge der übrigen liegt zwischen diesen Extremen; dabei muß berücksichtigt werden, daß der Großzehen meist etwas nach oben überstreckt, die übrigen Zehen vielfach nach unten gebeugt gehalten werden, was die Längenverhältnisse natürlich beeinflußt. Über die Zehenbreite ist bereits oben gesprochen. Daß die Zehen auf dem Fußrücken länger erscheinen, als an der Fußsohle, ist bekannt, und, ähnlich wie an den Fingern, begründet; durch die dauernde Beugehaltung der Zehen (außer der Großzehe) entsteht an der Fußsohle eine tiefe Zehenquergrube; nur so ist es auch verständlich, daß die kleineren Zehen mit vorgerücktem Alter immer mehr mit dem Teil der Zehe auf der Unterlage aufsetzen, die wir bei den Fingern als Fingerbeere zu bezeichnen gewohnt sind. Daß auch am Fuße Fußsohlenlinien, ähnlich der Handlinien, vorhanden sind, daß ferner eine feinste Hautzeichnung der Sohlenhaut und der Zehen, ähnlich der an den Fingern besteht, mag der Vollständigkeit halber erwähnt sein.— Die Fußfunktion beim Gehen ist leicht verständlich und bekannt; natürlicherweise wird zunächst die Hacke angesetzt, nicht die Zehenspitzen wie bei marschierenden Soldaten, dann die ganze Sohle des Fußes, meist ohne wesentliche Beteiligung der Zehen, die erst zum Schlusse des Gehaktes im Verein mit dem vorderen Teil der Fußsohle gemeinsam in Tätigkeit treten. — Von der Gesamtfunktion des Beines bei gewissen Sportarten, und auch z. B. beim Tanzen, wird noch die Rede sein; daß auch die Mitwirkung von Beinstellungen und der Beintätigkeit gewisse theatralische Bedeutung hat, versteht sich von selbst.

Mit diesen Darlegungen glaube ich, in den Kapiteln II bis XXII auch die Einzelheiten des menschlichen Körpers in einer für die Künstlerbedürfnisse genügenden Weise und soweit besprochen zu haben, daß erst jetzt und gewissermaßen in Ergänzung des ersten Kapitels über die Allgemeinproportion des Menschen auch über die für den Künstler und den studierenden Mediziner (zunächst wenigstens) allein in Betracht kommende motorische Funktion des Gesamtkörpers abgehandelt werden kann.

XXIII. Über Haltungs- und Bewegungsformen des ganzen Körpers.

Es ist den wenigsten Menschen klar und doch so leicht verständlich, daß eine völlige, wirkliche Ruhelage des menschlichen Körpers nicht vorkommt, daß im Gegenteil ständig einzelne Muskelgruppen, z. B. die der Atmung und Herztätigkeit, stark arbeiten, daß also von einer völligen Entspannung nicht die Rede sein kann, womit auch jedes Bildwerk, wie etwa ein Photogramm, nur die Darstellung eines Momentes, eines Ausschnittes aus den vielseitigen, ständigen Bewegungsfolgen ist. Der vollendetste Grad der Ruhelage des menschlichen lebenden Körpers ist höchstens die tiefe Narkose; in ihr sind z. B. die Extremitätenmuskeln so entspannt, daß die Gliedmaßen, angehoben, wie ein lebloser Körper auf die

Unterlage zurückfallen; Ähnliches tritt im tiefen epileptischen Anfall ein, wodurch er sich vom hysterischen unterscheidet. Schon eine sogenannte kurze Rauschnarkose nimmt einem Teil der Muskeln, allerdings nur für wenige Augenblicke, die Funktionsmöglichkeit; weniger ist die modernerweise vielfach angewandte Hypnose dazu fähig, es sei denn, daß man sie mit leichter Narkose (als Hypnonarkose) kombiniert. Im Schlafe wird eine Entspannung der Muskulatur nicht erreicht, vielmehr sind die einzelnen Muskelgruppen in steter, allerdings geringer Kontraktion und in Tätigkeitsbereitschaft, durch den Willen ist ebenfalls nur eine partiell, bedingte Entspannung möglich. Allein das sogenannte Fakirtum vermag durch lange, energische Willensübungen partielle, oder seltener totale „Leblosigkeit" der motorischen Instrumente des Körpers zu erzeugen.

Ist man sich über diesen Punkt im Klaren, so wird man verstehen, daß die von einem Menschen jeweilig eingenommene Stellung nur ein Akt einer auf Grund psychischer Einflüsse vorübergehend erzeugten, partiellen Bewegungseinschränkung ist. Dabei kommt es natürlich wesentlich auf die Beschaffenheit der Unterlage an. Liegende Stellung ermöglicht größere (aber nicht vollständige!) Entspannung der Muskulatur wie die sitzende Haltung, letztere wieder größere Entspannung als das aufrechte Stehen. Die größten Gleichgewichtsenergien erfordert somit das Stehen, geringere das Sitzen, die kleinsten das Liegen. Demnach wird auch die Tätigkeit aller Muskeln, wie das konturmäßige Erscheinen der einzelnen in allen Lagen verschieden sein.

Das Liegen ermöglicht dem Körper ein Ausruhen von seiner Muskeltätigkeit, doch ist, wie gesagt, die Erschlaffung nicht in allen Muskelgruppen völlig; es besteht überall Bewegungsbereitschaft: Hebt man z. B. einen Arm des Schlafenden, so wird dieser meist langsam zurückgelegt, oder es tritt sofort der Wachzustand ein, wovon höchstens der besonders tiefe Schlaf „vor Mitternacht", besonders bei Kindern, eine Ausnahme macht; übrigens werden gewisse Muskeln auch während des Schlafes dauernd bewegt, so vor allem natürlich die mit der Atmung zusammenhängenden Brustkorbmuskeln, ferner die Augenbewegungsmuskeln, was man an den Bewegungen der Augäpfel unter den geschlossenen Lidern oft genug wahrnehmen kann; schließlich wird auch die Rumpf- und Extremitätenmuskulatur im Schlafe gelegentlich in Anspruch genommen, nicht nur bei Lagewechsel, sondern auch dann, wenn das Gleichgewicht, gestört ist. — Bei der Ruhelage ohne Schlaf sind meist noch viel mehr Muskeln in Tätigkeit, vielfach die Kopfbewegungsmuskeln, oder die Arme, etwa beim Lesen, bei der Unterhaltung, während die Beine und der Rumpf größerer Ruhe pflegen.

Beim Sitzen sind die Beine vielfach entspannt, der Rumpf jedoch wird, wenn keine Rückenlehne benutzt wird, frei getragen, die Wirbelsäulenmuskulatur, besonders der Aufrichter des Rückens, muß Arbeit leisten; ebenso wird das obere Extremitätenpaar, falls die Ellbogen nicht aufgelegt, die Hände nicht in den Schoß gelegt, oder die Fäuste in die Seiten gestemmt werden, frei gehalten; endlich muß gleichfalls der Kopf natürlich von der zugehörigen Muskulatur in bestimmter Lage fixiert sein. Hierdurch fällt, besonders in der oberen Körperhälfte, der Muskulatur eine ausgedehnte, dauernde Arbeit zu.

Bei aufrechter Haltung, also beim Stehen, wird noch mehr Muskeltätigkeit gefordert; die Beine müssen fixiert sein. das knöcherne Becken muß in festem Kontakt mit den Beinen stehen, der Rumpf muß an der Wirbelsäule starr gehalten, die Arme, wenn sie nicht aufgestützt sind, müssen, ebenso wie der Kopf, gegen den Rumpf fixiert sein.

Dadurch wird verständlich, welch' komplizierte Arbeit von der gesamten Körpermuskulatur dauernd verlangt wird. Würde diese Kraft fehlen, wie am Tiefnarkotisierten, so fallen ja die einzelnen Teile kartenhausähnlich zusammen, was man übrigens auch am Leichman bemerkt, wenn die „Totenstarre", die sich hauptsächlich auf die Muskulatur bezieht, gelöst ist.

Außer dieser, im Leben also meist vorhandenen Daueranspannung (Tonus) der Muskulatur, tritt stets ein sehr komplizierter Wechsel der Spannungsintensität in einzelnen Gruppen ein, die sowohl in der sogenannten Ruhestellung, wie auch, und noch viel erheblicher, bei Bewegungen festzustellen ist:

Für die Ruhestellung ist vor allem die sehr verschieden starke Inanspruchnahme der Beine bekannt; man spricht von dem sogenannten Standbein, auf dem die Körperlast ruht, und dem Spielbein, das „entspannt", nach vorn seitlich, oder rückwärts, gehalten wird, ohne den Körper wesentlich zu stützen. — Wie sehr die Hüften an den Beinstellungen teilnehmen, ist dem Künstler meist zu wenig bekannt; es wird nämlich die Beckenseite des Spielbeines tiefer gehalten, als die des Standbeines; doch hiervon macht die Funktion des Vorwärtsschreitens, bei der das Gegenteil der Fall ist, eine grundlegende Ausnahme; durch den Willen kann ebenfalls dieses Gegenteil erreicht werden, eine Erscheinung, die jedoch als unnatürlich und affektiert dem guten Beobachter auffallen wird. — Rumpf, obere Extremität und Kopf befinden sich selten in solcher Ruhestellung, wie die untere Extremität, besonders die Arme werden, wenn sie nicht schlaff nach unten bei aufrechter Haltung hängen, dauernd in mehr oder weniger hochgradiger Bewegung sein, so daß man also eigentlich nur von einer Ruhestellung für die untere Extremität im Wachszustande sprechen kann.

Bewegungen aller Extremitäten sind ja, zumal für das Wachsein, ziemlich stark vorherrschend vor der Ruhestellung, allerdings höchst verschiedenartig und entsprechend den mit ihnen bezweckten Motiven. Das Gehen, die gewöhnliche menschliche Fortbewegungsart, ist nicht nur ein Voreinandersetzen der Füße und eine Abwicklungsfunktion der Beine (vergl. Kapitel XXII), sondern gleichzeitig auch eine Tätigkeit des ganzen Körpers, wobei, außer den Beinen, ausgesprochen auch das Becken (s. o.) und die Wirbelsäule, besonders sichtbarlich auch die Arme, beteiligt sind: Sie werden, wenn nicht der Wille anders disponiert, bei jedem Schritt mit vor- und zurückbewegt, d. h. nicht im Sinne etwa des bei Tieren vorkommenden Paßgängertypus, bei dem die gleichseitigen Extremitäten auch gleichzeitig vor- und zurückgeführt werden, sondern die obere Extremität agiert umgekehrt wie die untere; das mag atavistisch bedingt sein, hängt aber auch wohl so zusammen, daß gleichzeitig alle Strecker, sowie gleichzeitig alle Beuger in Funktion sind, — nämlich während z. B. die Strecker des Beines vorn an der Extremität liegen, finden wir, daß die des Armes sich hinten befinden — die Funktion ist also „alternierend", d. h. sie tritt wechselweise in Erscheinung. — Das Gleiche gilt auch für den Lauf, bei dem die Abwicklung der Funktion bedeutend schneller und hochgradiger vor sich geht, die angewandte Kraft größer, die Konturbildung damit deutlicher wird. — Die komplizierte Art der Muskeltätigkeit zeigt sich im Sport, dessen einzelne Zweige hier ebenso wenig besprochen werden können, wie gar die bei ihnen hauptsächlich in Tätigkeit tretende Muskulatur; daß z. B. beim Box- und Rudersport mehr die Arme, beim Lauf- und Rasenspielsport mehr die Beine in Tätigkeit treten, daß auf die Dauer der Zeit bei intensiver Fortsetzung solcher einseitigen Tätigkeit die betr. Muskulatur isoliert dicker und kräftiger wird, ist bekannt. — Noch prächtiger, nuancierter können die Verhältnisse beim künstlerischen Tanze liegen; hier wechselt nicht nur geringe und hochgradige Muskeltätigkeit oft in schneller Folge mit einander ab, sondern es wirken durch psychische Einflüsse der Wille, die Stimmung und eine gewisse theatralische Begabung mit, was durch gleichzeitige Mimik noch offensichtlicher wird.

Gegenüber dieser Vielseitigkeit muß allerdings noch eine kleine Einschränkung gemacht werden: Es sind natürlich nur verhältnismäßig wenige Menschen imstande, Sport und Tanz in nennenswerter Weise auszuüben; es kommen dafür nur jüngere, kräftige Leute in Frage, während die ganz jungen und älteren ja ausscheiden, erstere, weil ihr Körper noch zu wenig entwickelt und deshalb noch nicht fähig ist, weil diese Tätigkeit der Entwicklung schaden würde, letztere, weil ihr Körper in anderen Bahnen entwickelt und deshalb nicht mehr dazu fähig ist, größere muskuläre Leistungen zu vollbringen. Abgesehen von dieser normalen Entwicklung der Dinge, sind Krankheiten und deren letzte Ursachen, die wir Anlage nennen, viel öfter Schuld an Unfähigkeiten, als der Laie anzunehmen pflegt; für den Künstler halte ich es für wichtig, daß auch einmal die bewegungshemmenden Faktoren körperlicher Ursachen kurz besprochen werden:

Einmal sind es Erkrankungen, die unsere Bewegungsmöglichkeiten herabsetzen und teilweise ausschließen können, zunächst solche an den Knochen und Gelenken: Wie schwer Kinder mit englischer Krankheit (Kalkarmut der Knochen) das Laufen lernen, ist bekannt; schwerste Knochendeformitäten und -schmerzen erschweren die Bewegungen; auf Grund von Störungen der Geschlechtsorgane kommen ähnliche Erkrankungen, vereinzelt auch bei Erwachsenen, vor; die Ausheilung solcher Knochenweichheit durch Kalkansatz ist eigentlich immer von bleibender Deformität gefolgt, was besonders bei Beteiligung der Wirbelsäule in Form einer runden Verkrümmung (bei Buckligen) sehr verhängnisvoll und bewegungshemmend wird. — Die angeborene und erworbene Syphilis verursacht ebenfalls gelegentlich Knochenerkrankungen, die hier allerdings unwichtig sind; auch in ihren Spätformen können sie, allerdings auf den Umwegen über Nervenerkrankungen, zu Knochenkrankheiten führen, besonders in den Kniegelenken, wobei der Gang stark beeinträchtigt sein kann — karikierend hat man oft solche Figuren als „Lebemännertypus" auf die Bühne gebracht. — Der Zwergwuchs kann durch angeborenen Knochen-, wie Knorpelmißwuchs und auf Grund von fehlerhafter innerer Sekretion bedingt sein, der Riesenwuchs hat nicht allzu selten mit angeborener Syphilis zu tun, sofern natürlich die übrige Familie von kleinem Wuchse ist. — Die erworbene Tuberkulose führt gelegentlich zur Erkrankung der Wirbelsäule, speziell zur Einschmelzung von Wirbelkörpern; der dadurch entstehende Buckel ist, im Gegensatz zum rachitischen, spitzwinklig. — Daß rheumatische Affektionen und die seltenen gichtischen Erkrankungen mit Einschränkung der Bewegungsmöglichkeit einhergehen, ist bekannt. — Im Alter werden die Gelenke durch Wucherung der Gelenkkanten vielfach schwer beweglich, wovon zumeist Wirbelsäule und Kniegelenke betroffen werden. — Auch allerlei Weichteilveränderungen führen zu Einschränkung der Bewegungsmöglichkeit. Ein riesiges Fettpolster ist bekanntlich für den Träger ein dauernder Hemmschuh, desgleichen machen ihn Ansammlungen von Flüssigkeiten in den Körperhöhlen und den Geweben, z. B. bei Herz- und Nierenerkrankungen, aber auch Abmagerungen, etwa bei Zuckerkrankheit oder Nikotinismus, schwer beweglich.

Häufiger noch, als diese direkten Erkrankungen, sind es wohl, besonders bei Jugendlichen, gewisse krankhafte Veranlagungen (Dispositionen, Diathesen), die von Bewegungsunlust und körperlicher Leistungsherabsetzung gefolgt sind: Medizinisch wird da von verschiedenen Arten von krankhaftem „Habitus" gesprochen, so vom lymphatischen Habitus, bei dem die Lymphdrüsen und die Thymusdrüsen besonders groß sind, vom asthenischen (schwächlichen) Habitus, bei dem die Muskulatur außerordentlich spärlich und der Knochenbau äußerst grazil, das Fettpolster gering sein kann, vom phthisischen Habitus, jenem zur Tuberkulose disponierenden, jungen Menschenschlage, der ähnlich wie die letzteren gebaut sind, sich aber vielfach durch sehr engen, nach oben spitzen Brustkorb und häufig durch sehr blondes, fuchsiges Haar, bei starker Blässe der Haut auszeichnet, und endlich vom pyknischen (gedrungenen) Habitus, bei dem Wirbelsäule und Hals kurz, der Brustkorb breit, das Fettpolster auffallend stark zu sein pflegt. Alle diese Menschen sind Schwächlinge, und nicht zu exzessivem Sport geeignet.

Das verlangt das Leben ja auch nicht gerade; in der heutigen, hastend arbeitenden Zeit bleibt den Wenigsten eine längere Spanne körperlicher

Hochbetätigung. Dabei kommt es auch bei den allerwenigsten Menschen heute zu besonders guter Ausbildung derMuskulatur, womit auch der Künstler zu rechnen hat. Er wird viel besser tun, seine Kenntnisse mit dem, was er täglich zu sehen Gelegenheit hat, in Einklang zu bringen, ohne allzusehr, wie das fehlerhafterweise vielfach geschieht, gerade dem Studium der Muslukatur seinen Hauptfleiß zuzuwenden. Er wird also besser die alltäglichen Bewegungsformen studieren:

Es ist natürlich eine Unmöglichkeit, die so überaus vielseitigen Bewegungen der Alltäglichkeit einzeln zu besprechen; es gehört vielmehr tägliche Beobachtung und gleichzeitiges Nachdenken über das Gesehene in Beziehung zu der anatomischen Sachlage dazu, alle diese Dinge richtig zu erfassen; dabei wird man sich erst in zweiter Linie an kleine Einzelheiten, wie die Art von Beinstellungen und Beinlagen, Arm- und Fingerhaltungen halten, sondern Kopf und Mimik als das am meisten Ausdruckgebende zunächst ins Auge fassen und dann erst den übrigen Körper nach Bedarf in der Vorstellung in nicht kleinlicher Weise zergliedern. Dabei wird vor allem auffallen, daß eine symmetrische Haltung etwa beider Arme oder beider Beine die allergrößte Seltenheit und damit unnatürlich ist, daß wahres Leben nur da zu Tage tritt, wo die im einzelnen beschriebene Vielseitigkeit der Formen und Bewegungen vorhanden ist. In diesem Sinne hätte ich in dem nun folgenden letzten Kapitel für den Künstler noch Einiges zu erwähnen über

XXIV. Darstellerisches über den ganzen Körper.

Zieht man aus allen in diesen Vorlesungen gebrachten Tatsachen ein Facit für den schaffenden Künstler, so muß man allerdings unumwunden zugeben, daß vieles geboten ist, was vielleicht niemals von praktischer Bedeutung für ihn sein oder werden wird. Aber so geht es ja, wie im Leben, in allen Disziplinen; man muß sich überall durch einen Wust von Nebensächlichkeiten gewissermaßen hindurchfressen, ehe man zu einer gewissen Erkenntnis gelangt. Andererseits werden diese Darlegungen rein realistischer Tatsachen vielfach dem Künstler nicht genügen; er wird für seinen Fall, für seine Lage, für seine Auffassungen darüber hinaus suchen und studieren, wird Einzelfragen eingehender nachgehen müssen, die hier nicht berücksichtigt sind und wird endlich einsehen lernen, daß all' unser Wissen Stückwerk ist und bleiben wird.

Trotzdem wird er sich — vermute ich — durch ein Studium medizinischer Darlegungen wesentlich gestärkter und gesicherter fühlen. als ohne solche Kenntnisse. Gewissenhaftigkeit und Fleiß haben im Leben immer zu dauerhafteren Erfolgen und größerer Anerkennung geführt, als überfliegende, nachlässige Oberflächlichkeit und eingebildete Größe, die immer ein Zeichen von Unwissenheit, Borniertheit und eines bei Erfolgen unverdienten und deshalb nur vorübergehenden kurzen Glückes sein und bleiben werden. Hat man sich solche, in der Welt nun einmal bestehende Tatsachen für Dasein und Zukunft zu eigen und zur Richtschnur gemacht, so wird man einem Schematismus abhold und dem phantastischen Überfliegertum feindlich gegenüber stehen und in aller Bescheidenheit zunächst immer wieder Sachkenntnisse stapeln, auf Grund deren dann, mehr durch Arbeit, als durch Talent, etwas Dauerhaftes und über kurzlebige Mode Erhabenes zu erreichen ist.

So geht es mit allen Dingen im Leben, so auch in der Darstellungskunst; am wechselvollsten bietet sich zweifellos dem Künstler das menschliche Wesen; tausend Einzelheiten, die dem Kundigen am menschlichen Geschlechte und am einzelnen Individuum hervortreten, müssen berücksichtigt werden, und diese Einzelheiten kann nur der Künstler überhaupt beachten, der über speziellste Kenntnisse verfügt: Kenntnisse des Alters- und Geschlechtsunterschiedes, der Idealproportionen und deren im Einzelfalle immer vorhandenen Abweichungen, analysierende Fähigkeiten körperlicher Bewegungen und geistiger Regungen, soweit sie äußerlich wahrnehmbar sind, Verständnis für krankhafte körperliche und sogar geistige Abweichungen von der Norm — alles das wird vom Künstler verlangt; jeder Mangel dieser Eigenschaften wird sich in seinen Werken fühlbar machen. Einseitige Stereotypierung der künstlerischen Auffassungen und Darstellungen erkennt das einigermaßen kunstverständige Publikum bald, sie wirkt bei Häufung lächerlich; allein der Wechsel erfreut Auge und Herz der Beschauer und zu solchen Fähigkeiten gelangt ein Künstler allein durch eine zunächst reale Auffassung der Natur.

Freilich soll sich der Künstler auch vor allzu eingehender Zerpflückung des Körpers in anatomische Einzelheiten hüten, bevor er nicht den Gesamteindruck richtig erfaßt hat; dieser ist und bleibt zunächst die Hauptsache und damit tritt wieder so vieles zurück, was in diesen Kapiteln erörtert wurde, und zwar zugunsten des ersten Kapitels der allgemeinen Proportionslehre, die, für den Zeichner natürlich unter Berücksichtigung perspektivischer Verkürzungsregeln, so überaus bedeutungsvoll ist; hinzu käme dann die in diesen Blättern so oft betonte Tatsache, daß eine Vermeidung der schematisierten Symmetrie für eine lebenswarme Darstellung Vorbedingung ist. — Weder die Extremitäten im Ganzen, noch ihre Einzelteile, wie Finger und Zehen, sollen gleiche Form und gleiche Lage haben, Kopf und Rumpf sollen nicht in einer geraden Linie liegen — die Verschiedenheit des Lebens soll und muß sich ja im Kunstwerk aussprechen. — Hier liegt auch der erste Angriffspunkt für unsere natürliche Kritik, die wir einem Kunstwerke gegenüber aufbringen. — Für den Schüler wirkt sich praktisch diese Auffassung so aus, daß er zunächst bemüht sein soll, für sein Modell oder später in seiner Phantasie Haltungen herauszufinden, die eine große Vielseitigkeit, besser noch eine charakteristische Natürlichkeit aufweisen;

diese Momente sind festzuhalten durch gewissenhafte Umrisse; so ist schon viel, wohl das Meiste, erreicht. Erfahrungsgemäß neigt man bei der Auswahl der Objekte oft genug zu exzentrischen Dingen, hat sogar Filmmomentbilder zur Darstellung empfohlen, etwa einen Eiskünstler im Laufe, oder eine Tanzkünstlerin im Hochsprung; daß derartige Dinge für die Darstellung höchst ungeeignet sind, bedarf wohl keiner Erläuterung. Zu hüten hat man sich ferner vor allerlei posenhaftem und gefallsüchtigem Gebahren des Modells; nur verzerrte und unnatürlich wirkende Darstellungen kommen dabei heraus.

Was die Einzelheiten anlangt, so soll nicht allzu kleinlich und peinlich verfahren werden; die größte Sorgfalt ist auf das Gesicht, auf Hände und Füße zu legen, während die Körpermuskulatur und die der Extremitäten vielfach ohne Schaden stiefmütterlicher behandelt werden darf; ein Zuviel an Muskelkonturen wirkt überladen und unnatürlich, da auffallend muskulöse Leute heute selten sind, ein Zuwenig wirkt kalt und ebenfalls unnatürlich. — Die starke Betonung von charakteristischen Einzelheiten, das Hervorheben, besonders in der Größe, aber auch in der Form einzelner Körperteile führt zu der Darstellungsart der Karikatur, wobei bald ein Hervortreten des Kopfes als Ganzes, oder in seinen Einzelheiten, etwa der Nase, oder des weitoffenen Mundes, bald ein solches der Extremitäten, ebenfalls im Ganzen oder in Einzelheiten, etwa des Zeigefingers, die gewünschte Wirkung hervorbringt. Daß der Künstler sich vor ungewollter Karikatur ebenso schützen muß, wie der Schriftsteller vor ungewollter Satyre, ist selbstverständlich; ein anatomisch geschultes Auge beobachtet oft genug solche Entgleisungen, selbst an sogenannten Kunstwerken.

Mit solchen Augen soll der Kunstjünger nicht nur die Umwelt sehen, sondern hat damit auch die Berechtigung zur Kritik an Meisterwerken, die letzten Endes, wie alles im Leben, auch Stückwerk sind und niemals an die Wirklichkeit heranreichen können. Mag das Heraussuchen von vermeintlichen Fehlern anderer an sich keine allzu menschlich hochstehende und achtunggebietende Eigenschaft sein, sie bildet, wie jede Kritik im Leben, sie reizt zur Aussprache mit Berufsfreunden und kann damit bei genügender Vorkenntnis zur Selbstbeurteilung, der höchsten Kritik, beitragen helfen. Hauptsache ist und bleibt stilles, dauerndes Studium menschlicherEigenart, will man sie richtig und für den Beschauer ergreifend darstellen.

Register.

FSC
www.fsc.org
MIX
Papier | Fördert
gute Waldnutzung
FSC® C083411

Kolibri 360 GmbH
Ferdinand-Jühlke-Straße 7
99095 Erfurt, Deutschland
produktsicherheit@kolibri360.de